# 下顎総義歯吸着テクニック
## ザ・プロフェッショナル

―Class Ⅰ／Ⅱ／Ⅲの臨床と技工、そして**エステティック**―

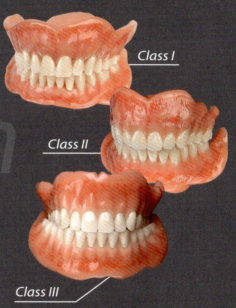

Class Ⅰ
Class Ⅱ
Class Ⅲ

Dr. 阿部二郎（監著）
RDT. 岩城謙二／須藤哲也／小久保京子（著）

クインテッセンス出版株式会社　2017
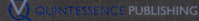

Berlin, Barcelona, Chicago, Istanbul, London, Milan, Moscow, New Delhi, Paris, Prague, São Paulo,
Seoul, Singapore, Tokyo, Warsaw

# はじめに
## Preface

　まだ、記憶に新しい2011年3月11日に起きた未曾有の東日本大震災の後、歯科医療に従事している被災者を勇気付けようと発刊した本が「4-STEPで完成 下顎吸着義歯とBPSパーフェクトマニュアル」（クインテッセンス出版）である。日本国民の気持ちが落ち込んでいるのだから出版は自粛せよという世論の中、前向きの気持ちをもたせようと意を決して出版した本であるだけに、私にとって、とても思い出深い。現在、この本は英語、韓国語、中国語に翻訳され、世界中のデンチュリストや歯科医師、そして歯科技工士から好評を得ている。

　その最大の理由は、「まさか本当に下顎義歯が顎堤に吸着するなんて信じられなかった」「これまで『下顎義歯は顎堤上で浮き上がるのは当然』と思っていたが、この技術を習得して以来、「もう、従来型の義歯製作法には戻れない」という成功体験を味わった術者からの反響の高さである。その結果が、術者においても患者に対しても衝撃的だったことを物語っている。

　下顎総義歯吸着技術の恩恵は、歯科大学のポストグラデュエートの医局員のモチベーションを向上させることばかりでなく、一般開業医における義歯治療技術のレベルアップ、それにともなう治療満足度の増加、紹介患者の増加にまで広がりを見せている。もちろん、医療者側が経済的に潤うことも大きな理由のひとつであろう。一方、高齢化社会の無歯顎患者は、加齢にともなって罹患率が上昇するさまざまな疾患—心疾患、血液疾患、呼吸器系疾患、および認知症—にも不安を抱えている。そうした患者に対してインプラント外科手術を避け、何とか快適に生活できる総義歯を提供したいという歯科医師の思いも、下顎吸着義歯が求められている理由である。

　その結果、今や世界で「総義歯の革命、Complete Denture Revolution」といわれるほどにその愛好者が増加し、多くの歯科医師が上述の書籍を読んだだけで実際に臨床で下顎総義歯の吸着を達成できるようになっている。そして、さらにレベルアップしようと、世界中から多くの人々が、吸着義歯の講演やハンズオンコースに集まるようになった。それと同時に、私自身が海外にて講演する機会も増加している。また、私が育てた日本や海外の下顎吸着総義歯のインストラクターたちが、各地域で講演や実演を頻繁に開催するようになり、その広がり・勢いは今やとどまることを知らない。まさに、"新しい技術は日本から世界へ発進する"のスローガンを達成した瞬間でもあり、日本人としての誇りを感じる瞬間でもある。しかし、これは、始まりであって終わりではない。私が指導した多くの世界の仲間たちが、この技術を将来に向けていっそう、だれにでも簡単に成功できるように改良し、変化していってくれることが私の真の狙いであり、強い思いでもある。

　そのような状況の中、吸着技術をマスターした人たちが次に求めるのは、難症例における成功率の高い臨床技術と歯科技工技術の習得である。フラビーガム、強度顎堤吸収や下顎オトガイ棘の出現、下顎前歯部の口腔前庭が浅い患者など、いわゆる難症例患者に対しても吸着成功率を上げたいという気持ちが湧いてくる。また、歯科技工士や外国のデンチュリストたちからClass Ⅱ、Class Ⅲなどのケースに対しどのような模型診断を行い、どのように人工歯配列や研磨面形態の付与を行うのか、そしてそれはどのような基本原則によって実践されるべきなのかを知りたい、という質問が頻繁に寄せられるようになった。無歯顎者の顎堤条件や義歯の受容能力は患者個々でさまざまであり、100％の患者満足を達成することは不可能だが、80％の成功する基本技工技術を学びたいという要望が後を絶たない。自分の技術をさらに進歩させたいと願うのは、医療従事者として当然のことであろう。

　この願いに応えるために、日本でも最高レベルを

誇る3名の歯科技工士に協力を依頼し、快諾を得た。岩城謙二（Kenji Iwaki）、須藤哲也（Tetsuya Sudo）、そして小久保京子（Kyoko Kokubo）の3名のBPS Technical Instructorである。彼らは、独自の義歯に関する考え方をもっているが、義歯を総合的に構築する能力はきわめて高い。彼らの技術を一斉にこの本の中で閲覧できることは、読者にとってこの上ない幸せだと思う。一方、彼らの巧みな技術をこの本の中で表現しなければならない私の責任はかなり重いことも承知している。歯科医師が優れた歯科技工士を育てることも重要であるが、逆に高い技術をもった歯科技工士に出会うと、歯科医師の臨床技術も彼らの要求に応えるためにどんどん磨かれていく。彼らには今後も信頼のある歯科医師との強い関係を築き、今後の世界の義歯補綴の発展に貢献してほしい。

本書は、Ivoclar Vivadent社が開発したBPS（Bio-functional Prosthetic System）というシステムに特化した記述となっている。無歯顎治療で高い患者満足度を得るためにもっとも重要なことは、患者の適正な顎間関係を正確に再現できる方法であるという点に着目すると、現在世界にある総義歯製作システムの中でこのシステムがもっとも信頼性の高いものといえる。また、下顎吸着義歯の世界における繁栄のためには、歯科メーカーのアシストは必須であり、世界の歯科事情に詳しい人間がサポートしてくれることによって達成できることも言わずと知れた事実である。長い間、私をサポートしてくれているIvoclar Vivadent社のMr. Cristoph Linder、Senior Asia Sales Manager Japan/ Korea とリヒテンシュタイン本社のトップインストラクターであるDr. Frank Zimmerling と Mr. Matteus Boxhoorn に敬意を表したい。

さらに、日本における吸着技術の繁栄につねに協力してくれている亀田行雄先生（埼玉県開業）、佐藤勝史先生（山形県開業）、斎藤善広先生（宮城県開業）、山崎史晃先生（富山県開業）、そして有床義歯学会（JPDA、Japan Plate Denture Association）の役員の皆様に御礼申し上げると同時に、世界繁栄に協力してくれている吸着義歯インストラクターのデンチャリストの Mr. Stephen McGlynn, Mr. Arnold Jabour, Mr. Carl Fenwick, Mr. John Wibberley, Mr. Paul McNally, Mr. Markus Fischer, Ms.Slovak-Schwenning Esther, Ms. Erika Colebank、そして、歯科医師の Dr.Noh Kwantae、Dr. Andrew zhao Long、Dr. Jonathan shen に感謝の意を表したい。

最後に、この本の出版にあたり写真撮影ならびに本に対するアドバイスをしてくださったクインテッセンス出版「QDT」編集長の若林茂樹氏に心より御礼申し上げたい。彼の「世界に認められ、多くの歯科医療従事者を魅了し、最終的には世界中の無歯顎患者の助けになる本を作りたい」という熱い思いに心を打たれ、この本を執筆することになった次第である。

2017年秋　阿部二郎　記

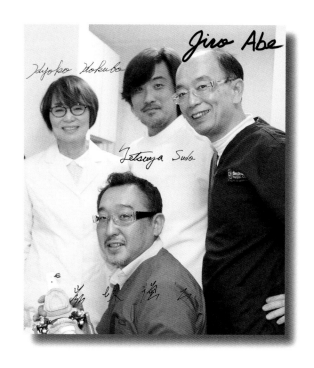

# 著者略歴
## Profiles

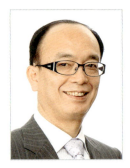

### 阿部二郎 Dr. Jiro Abe　歯科医師・阿部歯科医院

| | |
|---|---|
| 1955年 | 宮城県仙台市生まれ |
| 1981年 | 東京歯科大学卒業 |
| 2001年〜現在 | ジーシー総義歯セミナー講師 |
| 2006年〜2015年 | Japan Denture Association（有床義歯学会）会長 |
| 2016年〜現在 | Japan Plate Denture Association（有床義歯学会）名誉会長 |
| 2008年〜現在 | Ivoclar Vivadent BPS International Instructor |
| 2010年〜現在 | モリタ下顎総義歯吸着セミナー講師 |
| 2012年〜現在 | 東北大学大学院歯学研究科口腔システム補綴科　臨床教授 |
| | 神奈川歯科大学顎咬合回復補綴医学講座　客員教授 |
| 2015年〜現在 | International comitee member of the American Prostho-dontic Society |

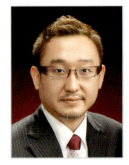

### 岩城謙二 RDT. Kenji Iwaki　歯科技工士・Dental Labor IDT

| | |
|---|---|
| 1994年 | 日本歯科大学付属歯科専門学校卒業 |
| 2000年 | I.D.Tデンタルラボラトリー開設 |
| 2010年〜現在 | Gotanda Denture Association 理事 |
| 2014年〜現在 | Ivoclar Vivadent BPS International Technical Instructor |
| 2016年 | I.D.TデンタルラボラトリーをDental Labor IDTに改組 |
| 2016年〜現在 | Japan Plate Denture Association 理事 |

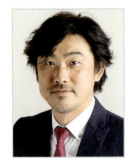

### 須藤哲也 RDT. Tetsuya Sudo　歯科技工士・Defy

| | |
|---|---|
| 1993年 | 愛歯技工専門学校卒業 |
| 1993年 | 協和デンタルラボラトリー入社 |
| 2005年 | モリタ下顎総義歯吸着セミナー Technical Instructor |
| 2011年 | 協和デンタルラボラトリー退社 |
| 2011年 | Defy 設立 |
| 2014年〜現在 | Ivoclar Vivadent BPS International Technical Instructor |
| 2016年〜現在 | Japan Plate Denture Association 理事 |

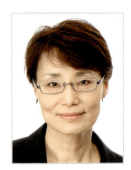

### 小久保京子 RDT. Kyoko Kokubo　歯科技工士・エースデンタル

| | |
|---|---|
| 1976年 | 東邦歯科技工専門学校卒業 |
| 1982年 | エースデンタル有床部主任 |
| 2010年〜現在 | Ivoclar Vivadent BPS International Technical Instructor |
| 2012年〜2015年 | 神奈川歯科大学顎咬合回復補綴医学講座講師 |
| 2015年〜現在 | 日本顎咬合学会認定指導技工士 |
| 2016年〜現在 | Japan Plate Denture Association 監事 |
| 2017年〜現在 | Japan Plate Denture Association 正会員指導技工士 |

目次
Contents

はじめに ………………………………………………… 2

## Part 1　序論

1. 吸着義歯の魔法：Suction Magic ………… 10
2. 従来型と吸着型義歯の臨床の違い ………… 10
   - ①義歯製作概念 ……………………………… 11
   - ②概形印象の違い …………………………… 11
   - ③2つのコンセプトの違いが個人トレーの設計に反映する要素 ……………………………… 12
   - ④精密印象法 ………………………………… 12
   - ⑤個人トレーのポジショニング …………… 12
3. まとめ ………………………………………… 13

## Part 2　すべては、簡単な口腔診査から始まる　Intra-Oral Examnation

1. 臨床側とラボ側における下顎吸着診査の共有 …… 16
2. 吸着を阻害する因子 ………………………… 16
3. まとめ ………………………………………… 22

## Part 3　総義歯治療成功の鉄則

1. 総義歯治療成功の鉄則 ……………………… 24
2. 閉口印象を薦める理由 ……………………… 24
3. 義歯装着後の下顎変位が吸着を破壊する … 26
   - ①短期間に失われる前歯部のスペース …… 26
   - ②スペースの消失の原因 …………………… 26
   - ③Class ごとの上下前歯部スペースの与えかた ……………………………………………… 28
     - 1) Class I ……………………………………… 28
     - 2) Class II-2（上顎フラビーガム） ……… 29
     - 3) Class II-1 ………………………………… 29
     - 4) Class III …………………………………… 29
4. まとめ ………………………………………… 30

## Part 4　臨床実践1 簡単症例・Class Iで良好な顎堤と安定した下顎位をもつ症例

1. 口腔内の下顎総義歯吸着診断（Intra-Oral Examination） ……………… 32
2. コンサルテーション：上下義歯吸着達成率は90%と説明 …………………………………… 32
3. 上顎概形印象：流動性の異なる2つの印象材を使用 ……………………………………… 34
4. 下顎概形印象：アキュデントXDシステムとフレームカットバックトレー ……………… 35
5. セントリックトレーによる簡易咬合採得（Basic Technique） ……………………… 36
6. セントリックトレーバイトによるマウンティングの準備 ……………………………………… 37
7. 個人トレーのデザインと製作 ……………… 38
   - ①上顎のトレーデザイン …………………… 38

# 目次 Contents

②下顎総義歯の吸着に必要なトレーデザイン ……………………………………………………… 39
③ワックスによる模型のブロックアウト …… 42
④個人トレーの製作 …………………………… 42
　1）吸着用個人トレーに付与する7つの仕掛けと3つの厚み ………… 43
　2）BTCポイント …………………… 44
　3）個体差を表現するための個人トレーの厚みの変化 …………………… 44
**8** 上下顎精密印象採得 ………………………… 46
①上顎の精密印象採得の手順 ……………… 47
②下顎印象採得 …………………………… 48
　1）下顎精密印象採得のポイント …… 48
　2）主体となる5つの動作 ………… 48
　3）機能的ポストダムの形成（Functional Postdam） ………… 49
**9** ナソメーターMによるゴシックアーチ描記法（Deprogramming） …………………………… 50
**10** ボクシングによる模型製作 ………………… 51
**11** モデルアナリシスと人工歯配列基準線 …… 51

①上顎基準線 ……………………………… 51
②下顎基準線 ……………………………… 53
　1）咬合面 …………………………… 53
　2）側面 ……………………………… 53
　3）後方面 …………………………… 54
**12** 「簡単症例」の人工歯配列 ………………… 55
①顎堤良好なケースにおける平均的人工歯配列（上顎前歯） ……………………… 55
②3D配列用テンプレートの使い分け …… 56
③下顎小臼歯の配列 ……………………… 56
④下顎臼歯の配列 ………………………… 56
⑤上顎大臼歯の配列 ……………………… 57
⑥下顎前歯部の個性的配列 ……………… 58
⑦「簡単症例」の咬合の与えかた ……… 58
⑧人工歯配列と義歯研磨面の最終調整 … 59
⑨吸着に有利なワックス形成と義歯研磨面形態の付与 ……………………………… 59
⑩人工歯配列の試適とレジン重合 ……… 61
**13** デンチャーカラーリング（SR Nexco使用） …… 62
**14** まとめ ……………………………………… 70

## Part 5　臨床実践2 上下顎難症例・Class II-division 2で上顎フラビーガム&高度の下顎顎堤吸収をもつ症例

**1** 治療の柱 …………………………………… 72
**2** 初診時の状況 ……………………………… 72
①上顎 ……………………………………… 72
②下顎 ……………………………………… 72
③すべては、口腔内診査から始まる（Intra-Oral Examination） ……… 73
④コンサルテーション …………………… 76
**3** 上顎概形印象採得 ………………………… 76
①3種類の上顎概形印象採得法 ………… 76
　1）一般的な概形印象法 …………… 76
　2）上顎前歯部にフラビーガムのあるケース …………………………… 76
　3）口蓋骨隆起のあるケース ……… 78
②上顎個人トレーの後方部の決定 ……… 78
**4** 下顎概形印象採得とフレームカットバックトレー ……………………………………… 80

①顎堤吸収が著しいケース ……………… 81
②口腔前庭が浅く狭いケース …………… 82
③オトガイ棘が存在するケース ………… 82
④後顎舌骨筋窩部が比較的浅いケース …… 82
**5** セントリックトレーによる簡易咬合採得（Professional Technique） ……………… 86
①上顎フラビーガムのケース（アルジネート、ヘビーボディタイプの印象材を使用） …… 86
②上顎顎堤形態は良好だが、下顎の顎堤吸収が著しいケース ………………………… 89
③Class IIIで下顎顎堤吸収の著しく、上顎フラビーガムのケース ……………………… 89
④ワンステップ、製作工程を増やす方法 …… 89
**6** マウンティング …………………………… 91
①ホリゾンタルガイド（Horizontal Guide）によるマウンティング …………………… 91

# 目次 Contents

- ②Class I、II、III に合わせたホリゾンタルガイドによる咬合平面の決定 …………… 92
- **7** 個人トレーの設計と製作（Professional） ………… 92
  - ①上顎の個人トレーの設計線 …………… 92
  - ②炎症性のフラビーガムの改善を考慮した上顎個人トレー …………… 94
  - ③下顎義歯吸着用の個人トレーの設計 ……… 95
  - ④下顎模型のリリーフ …………… 96
  - ⑤下顎吸着印象を成功させるために欠かせない個人トレーに付与する7つの仕掛け ……… 98
  - ⑥吸着効果を増すトレーへの厚みの付与 …… 98
  - ⑦ナソメーターM（Gnathometer M）の設置 …………… 98
- **8** 個人トレーの試適 …………… 102
  - ①個人トレーの咬合平面が正しく設置されているかのチェック …………… 102
  - ②セントリックトレーによる簡易咬合採得のエラーのチェック …………… 103
  - ③個人トレーの適合性や床縁の当たりをチェック …………… 105
- **9** 上顎フラビーガムの精密印象成功のコツ ―上顎義歯を吸着させるために― …………… 106
  - ①印象採得の第1ステップ …………… 106
  - ②印象採得の第2ステップ …………… 106
- **10** 難症例の下顎吸着印象 …………… 112
  - ①難症例の下顎吸着印象 …………… 112
  - ②難症例の印象採得の手順 …………… 112
  - ③難症例におけるシリコーンパテを使った舌側封鎖オプショナルテクニック …………… 112
  - ④下顎唇側床縁形成のオプショナルテクニック …………… 113
- **11** 下顎義歯床全周囲の辺縁形成と最終精密印象採得 …………… 117
- **12** ボクシング …………… 120
- **13** 難症例に対する機能的ポストダム（上顎義歯後縁部封鎖の強化） …………… 122
  - ①なぜ難症例に機能的ポストダムを付与するのか …………… 122
- **14** 咬合高径の再確認とゴシックアーチ描記（Pin-Tracing） …………… 124
  - ①ゴシックアーチとは …………… 124
  - ②咬合採得用ろう堤の欠点 …………… 124
  - ③ナソメーターMによるゴシックアーチ描記法 …………… 124
  - ④アペックスポイントとタッピングポイント …………… 126
  - ⑤ゴシックアーチを短時間で上手に描記させる臨床テクニック …………… 126
- **15** フェイスボウ・トランスファー（UTS） ………… 128
- **16** 難症例におけるモデルアナリシス（模型解析） … 128
- **17** 難症例における人工歯配列 …………… 130
  - ①難症例における人工歯配列（上顎前歯） … 130
  - ②「出っ歯」に見えなくするための匠の技 …… 131
  - ③上下小臼歯の配列（歯槽頂寄りの配列） … 132
    - 1）上顎義歯を落下させないことが最優先 …………… 132
    - 2）第2に優先されるのは下顎義歯の吸着による安定 …………… 132
  - ④難症例の大臼歯配列（上下顎義歯の咬合安定域を探して配列） …………… 133
    - 1）顎堤吸収が著しい難症例ではモデルアナリシスが重要 …………… 133
    - 2）正面観で第一大臼歯の対向関係が80°を越える場合は交叉配列にする …………… 134
    - 3）上下顎のアーチに大きなギャップが生じてもパウンドラインの内側に大きく超えてはならない …… 134
  - ⑤難症例の咬合の与えかた …………… 134
    - 1）難症例に有利なリンガライズドオクルージョン …………… 134
    - 2）上下前歯の被蓋関係について（オーバージェット、オーバーバイト） …………… 136
- **18** ワックスデンチャーの試適 …………… 138
  - ①ワックスデンチャー試適で観察するポイント …………… 138
    - 1）咬合採得のエラーのチェック（咬合高径と水平下顎位） …………… 138
    - 2）審美性 …………… 139

# 目次 Contents

    3）転覆試験（スタビライゼーションテスト）…………………………………… 139
**19** レジン重合 …………………………………… 140
  ①選択するレジンと重合装置について …… 140
  ②スプリットキャストの必要性 …………… 140

  ③リマウント後の咬合調整 ……………… 141
**20** デンチャーカラーリング（SR Nexco 使用）…… 144
  ①女性 ………………………………………… 144
  ②男性 ………………………………………… 144
**21** まとめ …………………………………………… 148

## Part 6　Class II - division 1 の義歯製作方法

**1** Class II - division 1（II 級 1 類）上顎前突症例 …… 150
**2** Class II - 1 のケースを成功に導くためには ……… 150
  ①Class II - 1 の上顎義歯の転覆を防ぐための人工歯配列 ……………………………… 152

  ②Class II - 1 における下顎閉口路に合わせた人工歯配列 ……………………………… 153
  ③Class II - 1 で大きく開いてしまう上下前歯間のスペース ……………………………… 155
**3** まとめ …………………………………………… 160

## Part 7　顎機能障害をともなった Class III の義歯製作方法

**1** Class III 難症例 ………………………………… 162
**2** 難しくなるセントリックトレーの扱い ………… 162
**3** Class III の個人トレーの製作 ………………… 163
**4** 上顎の精密印象 ………………………………… 164
**5** 下顎の精密印象 ………………………………… 166
**6** ゴシックアーチ ………………………………… 166
**7** Class III の人工歯配列 ………………………… 167

**8** Class III における人工歯咬合調整 …………… 172
**9** Class III のデンチャーカラーリング（Candulor）……………………………………… 177
**10** リマウント調整（新義歯装着後に起こる筋のリハビリテーション）……………………………… 180
**11** まとめ …………………………………………… 182

終わりに …………………………………………… 183
参考文献 …………………………………………… 184
使用材料リスト …………………………………… 186

# Part 1

## 序論

## 1 吸着義歯の魔法：Suction Magic

「4-STEP で完成 下顎吸着義歯と BPS パーフェクトマニュアル」（図1）を 2011年に発刊して以来、これまでにたくさんの人々が吸着義歯を学ぼうと講演やセミナーに参加してくれた[1]。そして、本書のまえがきにも記したとおり、「まさか本当に下顎義歯が顎堤に吸着するなんて信じられなかった」「多くの患者がインプラントを埋入せずにすんだことに感謝している」「吸着義歯が評判になり、紹介患者が増えた」といった多くの成功体験のメールをいただいている。また、世界的な SNS サービスのひとつである Facebook では、世界中の歯科医師やデンチュリストたちが、吸着の実演ビデオを流したり熱心な吸着義歯の勉強会の告知を行っていたりする。著者として、この本を発刊できたことに誇りをもちたいと思う。さらに日本では、この吸着義歯が在宅訪問歯科治療における義歯成功率を向上させたばかりでなく[2,3]、無歯顎者における睡眠時無呼吸者の治療にも活用されるようになったこともたいへん喜ばしいことである[4-6]。

また、その一方で「もう少し難症例にも対応できるように吸着技術のレベルアップをしたい」「歯科技工の部分を学び吸着率を向上させたい」というメールも届いている。本著ではこの期待に応え、簡単なケースから難症例までの義歯臨床と歯科技工の技術的な部分を BPS（生体機能補綴システム：Bio-Functional Prosthetic System）を中心に解説する[7-10]。

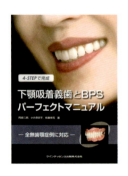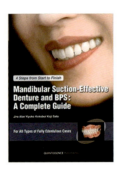

図1a、b 書籍「4-STEP で完成 下顎吸着義歯と BPS パーフェクトマニュアル」と、その英語版「Mandibular Suction-Effective Denture and BPS：A Complete Guide」。

## 2 従来型と吸着型義歯の臨床の違い

標題について語るにあたり、まずはじめに「従来型の義歯を学ぶことは補綴学の基礎知識を義歯に反映する上できわめて重要である」ことを主張したい。吸着義歯を提唱するからといって、従来型の義歯製作法を否定するものではないことを読者の皆さんにご理解いただきたい。その上で、両者の違いを以下に列挙する。

表1 従来型の義歯製作法と吸着型義歯製作法の違い。

|  | 従来型 | 吸着型 |
|---|---|---|
| 下顎義歯製作コンセプト（概念） | 義歯床耐圧面積の拡大 | 義歯床全周囲の封鎖 |
| ターゲット（標的） | 筋 | 口腔粘膜 |
| ゴール | 下顎義歯の維持と安定 | 下顎義歯の吸着 |

表2 概形印象の違い。

|  | 従来型（既製トレー） | 吸着型（フレームカットバックトレー） |
|---|---|---|
| 概形印象 | 目的：筋の付着部の明視化<br>圧をかけて粘膜面を伸張させ、筋の付着部を明瞭にする。<br>加圧印象<br>開口印象 | 目的：閉口安静状態の口腔内を可能なかぎり変形を抑えて印象する<br>印象時にもっとも変形しやすい安静時のレトロモラーパッドの形態を採得する<br>弱圧印象<br>閉口安静印象 |

### ①義歯製作概念（表1）

1960年代にBoucher COによって発表されたスティックコンパウンドを用いた従来型義歯の製作過程と私が主張する吸着義歯の製作方法は大きく異なる。筋肉の付着部まで義歯床縁を伸ばし、大きな耐圧面積を得ることによって義歯の維持安定を図るとする従来型の義歯製作のターゲットは筋である。しかし近年、海外においてコンパウンド技術をきちんと指導できる歯科医師は少ないことから、現在も教本として好評を得ている"Prosthodontic Treatment for Edentulous Patients"においても詳しいコンパウンドの使用説明は割愛されていて、この技術の伝達に陰りが見られるようになった[12-13]。

一方、上下顎にかかわらず、義歯の吸着は義歯床縁が口腔粘膜に緊密に接触することで封鎖を完成し、嚥下時に義歯内面に陰圧を作ることによって達成することから、吸着義歯のターゲットは口腔粘膜である。標的が変われば、当然、概形印象を採得するときの注目点、個人トレーの製作目的とその設計線、ならびに付与する仕掛け、さらには精密印象法も違ってくる。この2つの概念を混同させずに、吸着の製作工程に沿って治療を進めることが臨床の成功の鍵となる。

### ②概形印象の違い（表2）

従来型の概形印象は、筋の付着部を明視化できるように圧力をかけて粘膜をピンと張るように印象採得する。この過程を通じ、筋の付着部をランドマークとした個人トレーが製作される。一方、吸着型の概形印象は、開閉口時に形が変わるレトロモラーパッド部をできるだけ変形させないように「フレームカットバックトレー」（YDM，モリタ）を使って印象採得する。このトレーにより、レトロモラーパッドばかりでなく、顎堤全体の印象を弱圧で採得することが可能になる。そし

表3 従来型の義歯製作法と吸着型義歯製作法における精密印象の違い。

| | 従来型 | 吸着型 |
|---|---|---|
| **精密印象** | 術者主導型 | 患者主導型 |
| | 主に開口印象 | 主に閉口印象 |
| | 術者形成印象（部分的に患者の機能を利用） | 機能印象 |
| | 部分的印象の繰り返し | 全体一括印象 |
| | 同じ個人トレーを使用しても術者が代われば、印象の形が変わる。コンパウンドの軟化具合や術者のテクニックの差が現れやすい。 | 同じ個人トレーを使用すれば、術者が代わっても、ほとんど同じ大きさで同じ形の印象が採れる。 |

て次のステップで、吸着印象の達成に欠かせない閉口印象用の個人トレーを製作できる[14]。

### ③2つのコンセプトの違いが個人トレーの設計に反映する要素

　これまで述べてきた内容を念頭において**図2、3**を見てみよう。**図2**には下顎総義歯を囲む筋はあるが、舌や粘膜組織が描かれていない。また**図3**には、私たちがいつも見ている口腔内が描かれていてその上に義歯が装着されている。

　粘膜下組織が筋の上に乗る分だけ、下顎吸着義歯のトレーの設計は筋を主体とした従来型のものよりも小さくなる。そして、下顎個人トレーには、吸着印象を達成するための仕掛けを付与することになる。

### ④精密印象法

　従来型の多くは開口印象法で、術者がコンパウンドを軟化し、部分的に印象を形成する。術者が代われば、印象材の軟化度や頬や唇を指で引く力が変わり、同じ印象が採れないという技術的問題が生じやすい。したがって、従来型の印象採得の結果は、術者の臨床経験や技術レベルに左右される（**表3**）。

　一方、患者の機能運動を使って実施される吸着精密印象の結果は、概形印象と個人トレーの精度・出来映えに左右される。

### ⑤個人トレーのポジショニング

　簡単症例においてはどちらの印象採得法を用いても患者満足度の高い義歯ができあがる。しかし顎堤吸収をともなった難症例では、術者が個人トレーを顎堤上の正しい位置に置くことさえ難しくなる。とくにコンパウンドを盛り上げ辺縁形成を部分的に行うことを繰り返し行っているうちに、トレーの位置が徐々にズレることはだれもが経験しているはずである。

　一方、吸着BPS印象では上顎にもトレーを入れ、下顎のトレーと合わさった

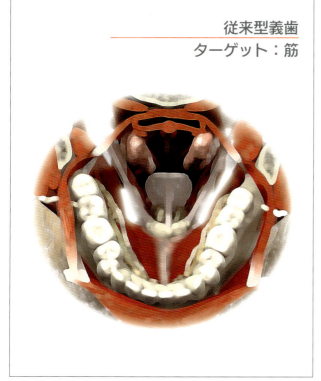

図2　従来型の義歯製作法では、筋をターゲットとして維持・支持力増加の印象採得を行う。

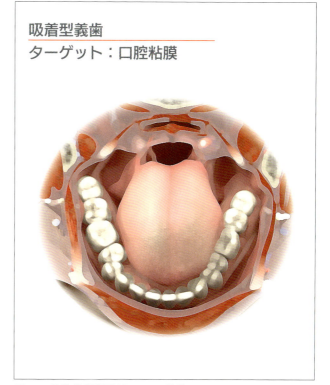

図3　吸着義歯製作法では、粘膜をターゲットとして義歯床全周封鎖の吸着印象採得を行う。

閉口状態で機能印象を採得するため顎堤上でのトレーのズレが少なく、患者のもつ機能圧にマッチした印象が採得できる。

## 3　まとめ

　下顎吸着義歯とは、「下顎義歯を外そうとする時、強い陰圧を感じる義歯」のことであり、そのメカニズムを十分に理解して義歯が完成されなければならない（図4）。佐藤は著書「What is Suction Denture?」（デンタルダイヤモンド、2014年）の中で表現を変え、「吸着義歯とは外れないことなり」と述べている[15]。読者の皆さんが実践するにあたっては、まず1ヵ所でも辺縁から空気が入らないように気を配り、床縁の全周囲が口腔粘膜に包み込まれるように精密印象を完成させることに集中してみてほしい。

　概形印象の採り方、個人トレーの設計線とそこに付与する仕掛け、精密印象は閉口機能印象を中心に行うこと、さらには人工歯配列位置や研磨面形態も義歯が粘膜に包み込まれやすい形態に仕上げるようにするなど、吸着義歯はこれまでのコンパウンドテクニックとは、まったく違う工程を辿って完成することを理解していただきたい。

# Part 1

## Suction mechanism of mandibular complete dentures

下顎総義歯吸着を実現するには、義歯床縁の封鎖のメカニズムを十分に理解する必要がある

**①レトロモラーパッド部の義歯床内面と粘膜面の密着封鎖(一次封鎖)**
レトロモラーパッド全体を床で被うことが必須である。製作工程はフレームカットバックトレーを用いた概形印象からスタートする。

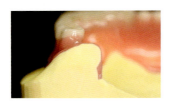

**②レトロモラーパッド上での封鎖(二次封鎖)**
レトロモラーパッドの義歯床上で頬粘膜と舌が接触して外部封鎖が完成する。接触点を BTC ポイントとよぶ。

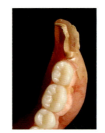 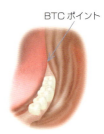

BTCポイント

※BTC ポイント:Buccal musosa, Tongue side wall, Contact Point

**③後顎舌骨筋窩部の代償性封鎖**
義歯床を、顎舌骨筋線を越えて 2～3 mm 延長することで舌根部からの圧力に対する抵抗壁が完成する。

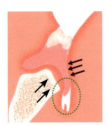
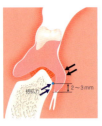

**④舌下ヒダ部の内外側二重封鎖**
厚い義歯床縁が舌下部のスポンジ状組織と接して強い封鎖が完成する。

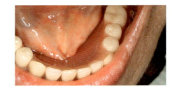
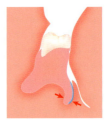

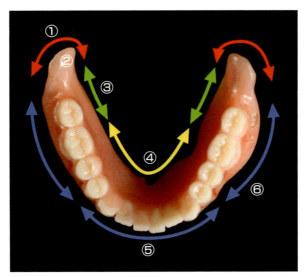

**⑤唇側の内外側二重封鎖**
義歯床唇面は下唇に、内面は顎堤粘膜に接して封鎖が完成する。

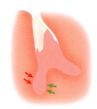

**⑥頬側の内外側二重封鎖**
義歯床唇面は頬粘膜に、内面は顎堤粘膜に接して封鎖が完成する。

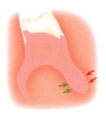

図4　下顎総義歯の吸着メカニズム[16, 17]。

Part
2

すべては、簡単な口腔診査から始まる

Intra-Oral Examination

## Part 2

### 1 臨床側とラボ側における下顎吸着診査の共有

　初診時に、わずか10分間、たった１枚の診査用紙にチェックを入れるだけで、吸着義歯を作ることができるかどうかを即座に診断し、その結果を患者さんに伝えることができる。これが、臨床実践を優先し、最小限の検査項目に絞った吸着義歯のための口腔診査シートである（図１）[18-19]。この診査結果に合わせた印象法を選択し、実践すれば、吸着印象を成功に導くことが可能になる（Part 5の74ページ参照）。

　また、吸着義歯の成功達成率はエキスパートであれば約87％と考えられている中[20-21]、難しい症例の13％をこの診査でふるい分けることができれば、患者さんとの術前コンサルテーション時には自信に満ちた説明ができるはずである（図２）。

　そして、この診断結果を歯科技工士に送ることで、歯科技工士もどのように個人トレーを製作し、どのような人工歯配列・研磨面形態を与えるべきかを術前に知ることができ、義歯製作のスタートから歯科医師と同じ目線で共同作業をはじめることができるようになる（Part 5の75ページ参照）。

### 2 吸着を阻害する因子

　それでは、この診査シートの使いかたを説明する。まず、該当する部分に✓（チェックマーク）を入れていく（図３）。

　吸着阻害因子は、解剖学的な阻害因子と下顎位に関する阻害因子の２つに分類され、すべては計測器を必要としない質的検査（Qualitative Analysis）である。

　前者は５項目に分かれ、✓が２つ以上"不良"の箇所に入った場合を難症例とする。また後者は３項目に分かれ、✓が一番右のClass 3、不安定、重度に入った場合を難症例とする。

　もっとも診断の難しい場所はレトロモラーパッド部である。診査項目が細かく４つに分かれて、診査項目の中央部に書かれている。評価表現が他の因子とは違っているものの、左から順に良好、中、悪いで並んでいる。「悪い」が１つの場合は、総合的な「４. 梨状のレトロモラーパッド」の診査結果の「中等度」に、「悪い」が２つ以上ある場合は「不良」にチェックを入れる。

　解剖学的阻害因子よりも、以下に述べる下顎位に関する阻害因子の方が下顎義歯の吸着を困難にする傾向がある。咬み合わせが不安定な場合に生じる早期接触や咬合干渉が義歯を顎堤上で移動させ、封鎖を破壊するからである。

## すべては、簡単な口腔診査から始まる

### 下顎総義歯の診査項目

| 吸着阻害因子 | 右 | | | 左 | | |
|---|---|---|---|---|---|---|
| | 良好 | 中等度 | 不良 | 良好 | 中等度 | 不良 |
| 1. 顎堤形態 | | | | | | |
| 2. 舌下ヒダ部スポンジ状組織 | | | | | | |
| 3. 後顎舌骨筋窩部の義歯延長の余裕 | | | | | | |
| 4. 梨状のレトロモラーパッド | | | | | | |

**レトロモラーパッド**（リスク1つは中等度、2つ以上は不良に ☑）

|  | 右側 | 左側 |
|---|---|---|
| 1. 前方1/2に硬い線維性組織があるかどうか | （ある、少ない、ない） | （ある、少ない、ない） |
| 2. サイズ | （大きい、中、小さい） | （大きい、中、小さい） |
| 3. 傾斜角度 | （緩、中、急） | （緩、中、急） |
| 4. 開閉口時の変化量 | （小さい、中、大きい） | （小さい、中、大きい） |

| 吸着阻害因子 | | | |
|---|---|---|---|
| 5. 開口時の舌後退 | ☐正常（2cm以内） | ☐軽度後退（2〜4cm） | ☐重度後退（4cm以上） |
| 6. 顎間関係 | ☐Class I | ☐Class II | ☐Class III |
| 7. 下顎位 | ☐誘導位と習慣性咬合位が一致 | ☐誘導位と習慣性咬合位の2mm以上のズレ | ☐2mm以上のズレと不安定なタッピング位 |
| 8. 顎関節機能 | ☐正常 | ☐機能異常あり | ☐重度な機能障害（クリック音、痛み） |

その他の特記事項：
義歯装着期間、前歯部フラビーガム、下顎フラビーガム、オトガイ棘、下顎前歯部の口腔前庭の狭小、など

図1　下顎義歯吸着の診査項目シート。

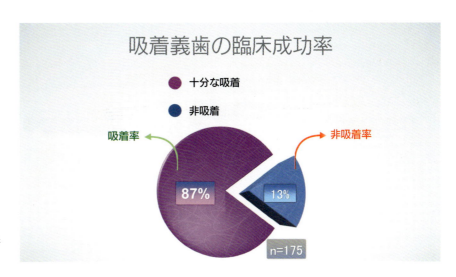

図2　吸着義歯の臨床成功率（本図は参考文献20を基に作図）。

# Part 2

## 《解剖学的阻害因子》

### ①著しい顎堤吸収

　顎堤吸収が著しいと、咬合時に義歯が顎堤上で容易に滑り、周囲から空気が侵入し、封鎖が破壊される。パノラマエックス線写真上でオトガイ孔上部の残存骨量が、オトガイ孔下部の骨量と等倍の場合を良型とする。等倍以下を中等度、オトガイ孔近くまで骨が喪失しているものを悪型とする。

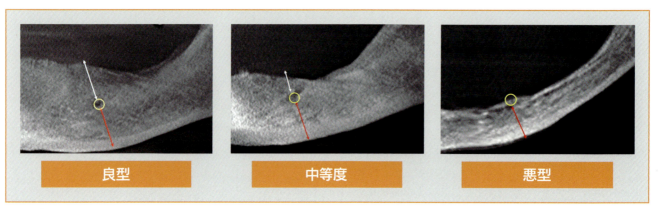

**条件が悪い場合：** 概形印象、個人トレーの製作、そして、精密印象と、最後まで適合精度に集中しなければならない

### ②舌下ヒダ部のスポンジ状組織の欠如

　舌側床縁がスポンジ状の組織に埋もれることで強い封鎖力が発揮される[22]。その診査にあたっては、患者さんに開口状態からゆっくりと口を閉じてもらう。そのとき、前歯部顎堤の後ろに軟らかいスポンジ状の組織が大きく盛り上がるケースを良好とする。少しだけ盛り上がる場合を中型、そして、舌下ヒダ部がテント状に硬くなっているケースを不良とする。

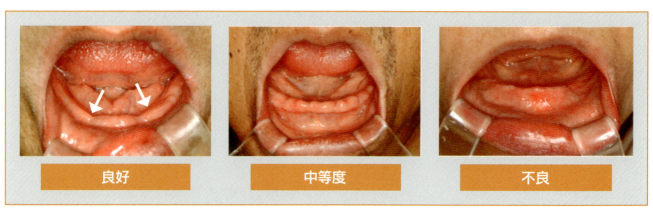

**条件が悪い場合：** シリコーンパテを用いたオプショナルな舌側封鎖印象テクニックが必要⇒ Part 5の112、113ページの図40、41参照

# すべては、簡単な口腔診査から始まる

## ③浅い後顎舌骨筋窩部

　レトロモラーパッド舌側下部のこの場所に義歯を少なくとも2mm以上延長しないと、封鎖は完成しない。
　デンタルミラーを後顎舌骨筋窩部に挿入して義歯床縁が顎舌骨筋線を越えて2mm以上延長できるスペースが確認できるケースを良好とする。浅い場合を中型、そして延長できるスペースがまったくないケースを不良とする。

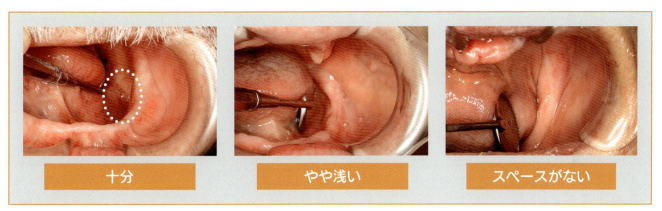

十分　　　やや浅い　　　スペースがない

**条件が悪い場合：**義歯床縁がレトロモラーパッドの最後方部のアンダーカット部だけでも良いので、義歯床を2mm顎舌骨筋線を越えるよう模型上で意図的に窩を形成し、印象採得する。

## ④開口時の強い舌の後退

　開口時に舌を無意識に強く後ろに引く患者さんの場合、義歯床舌側辺縁から空気が侵入し、封鎖が破壊される[23-26]。下顎安静位のリラックスした状態、あるいは、軽く開口した状態で舌尖が前歯部顎堤に対する位置を確認する。2cm以内の舌の後退を良好、2〜4cm以内を中型、4cm以上の後退を不良とする。

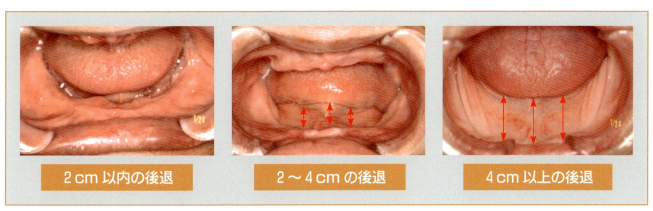

2cm以内の後退　　　2〜4cmの後退　　　4cm以上の後退

**条件が悪い場合：**シリコーンパテを用いた舌側封鎖術が必要 ➡ Part 5 の112、113ページの**図40、41**参照

# Part 2

## ⑤不十分なレトロモラーパッドの形態

　レトロモラーパッド（RMP）部は開閉口時に形が大きく変化するので、もっとも封鎖が難しい場所と考えられている[27-30]。項目は4つに分かれ、左右別々に診査する。①前方部に硬い線維性の組織があるか、ないか、②形態が大きいか、小さいか、③レトロモラーパッド部の前傾角度が緩いか、鋭いか、④開閉口時の形態変化が著しいか、否か。この中で右側の悪いにまったくチェックが入らないケースを総合的に良好、1つチェックが入る場合を中等度、2つ以上にチェックが入った場合を不良とし、「4．梨状のレトロモラーパッド」の項に総合診断としてチェックを入れる。

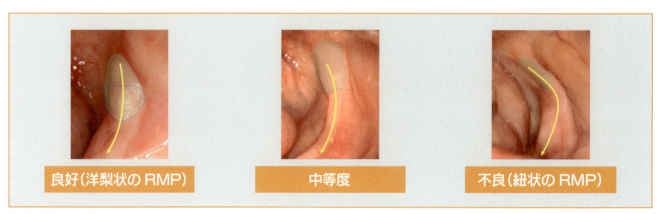

| 良好（洋梨状のRMP） | 中等度 | 不良（紐状のRMP） |

**条件が悪い場合：**精密印象前に即時重合レジンを用いてレトロモラーパッド部の個人トレーの適合を向上させる必要がある ⇒ Part 5の105ページの**図33**参照

## 《下顎位に基づく阻害因子》

### ①強いClass ⅡやClass Ⅲの顎間関係

　Class Ⅱでは上下顎前歯部に大きなOver-jet（水平被蓋）を設けてしまいがちで、顎運動の前後的遊びが大きくなってしまう。その結果、義歯は容易に顎堤上で滑り、辺縁から空気が侵入し封鎖が破壊される。また、Class Ⅲの顎間関係では低位舌のケースが多く見られ、舌側床縁の封鎖が難しくなる。また、開口時の下口唇による強い義歯の跳ね上げ（Opening Reaction）が義歯が外れる要因ともなっている。

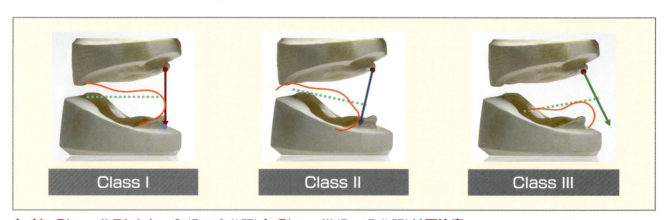

| Class Ⅰ | Class Ⅱ | Class Ⅲ |

**とくにClass Ⅱ Division 1**（Part 6 参照）**とClass Ⅲ**（Part 7 参照）**は要注意**

# すべては、簡単な口腔診査から始まる

## ②不安定な下顎位

　下顎位が不安定なケースでは、咬合干渉により義歯は容易に顎堤上で動き、辺縁から空気が侵入し封鎖が破壊される。まずはじめに、使用中の義歯が入った状態で患者の下顎を後方へ誘導し、患者の習慣性下顎位とのズレをみる。もうひとつの方法としては、まず患者に開口してもらい、舌を持ち上げ口蓋後方部を触るように指示する。患者の前方に術者が立ち、両人差し指で下顎人工歯の側面を押さえ、舌が口蓋に触れた状態のまま閉口してもらう。下顎が後ろに誘導され、現在の義歯において作られた習慣性咬合位と後退位（嚥下位）との差が観察できる。

　患者が咬合している位置から下顎位が2mm以上ズレる場合は、誘導位と習慣性咬合位の不一致とし、誘導位でタッピングさせたとき、あちらこちらに咬合位が移動する場合を不安定とする。

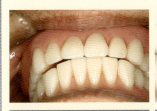
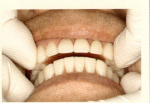

患者の習慣性咬合位 ／ 術者による下顎位誘導

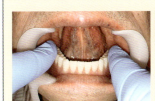
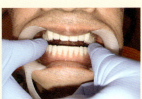

下顎人工歯を押さえ、舌が軟口蓋に触れたままで閉口させる

## ③強度の顎関節機能障害

　クリック音を発生するような急な下顎位の変位が早期接触を生み、粘膜と義歯床の接触を破壊する。

　耳孔から約13mmの位置に指を置き、開閉口させる。下顎頭がスムースに左右同時に運動するケースを良好、どちらかの関節頭が先に、あるいは遅れて外側に飛び出すように変位する場合を機能異常ありとし、加えて関節円板が変位するクリック音や痛みなどがある重度機能障害とする。

　とくに下顎位に関する吸着阻害因子が強いケースでは、下顎位修正用の治療用義歯が必要になるであろう[31,32]。また、顎関節にクリック音などの強度機能障害が見られる場合には、吸着義歯を諦めてインプラントオーバーデンチャーを勧めることも必要な場合がある。

**条件が悪い場合：**治療義歯を用いて下顎の安定を図る必要がある。

　なお、粘膜が過敏なケースには、軟性裏装材を、認知症やドライマウスのケースには、市販のクリームタイプの接着材を勧める。

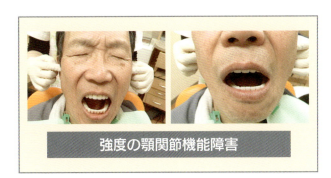

強度の顎関節機能障害

## 3 まとめ

　術前の口腔診査は、下顎義歯の吸着の可能性を評価するばかりではなく、吸着をさせるために術者がどのような方法で印象採得をすれば良いのか、歯科技工士がどのような工夫を各工程で与えれば吸着を成功に導けるのかを教えてくれる。診査結果を常にカルテに残し、その結果にしたがった治療を行うことをお勧めしたい。具体的な診査結果による印象法選択については Part 5 で述べる。

# Part 3

## 総義歯治療成功の鉄則

# Part 3

## 1　総義歯治療成功の鉄則

　総義歯治療の成功とは、
　　「上顎総義歯を絶対に落下させないこと」
　　「下顎総義歯を顎堤に吸着させること」
の2点であり、上顎義歯の落下防止を最優先する。この2つを達成するためには、"好ましい咬合高径を見つけ、安定した噛み合わせの中で上下顎の吸着印象を実践すること"である。その結果、患者満足度は飛躍的に向上する[33-37]。
　どんなに素晴らしい吸着印象が採得できたとしても、咬合採得でミスをしてしまえば、義歯は顎堤上で揺れ動き、痛くて噛めない。逆に、印象採得が下手でも咬む位置が1点で決まっているようなケースは、義歯は吸着していなくとも十分に使える（図1）。よって、咬合採得がもっとも重要であることから、私たちが利用すべき義歯製作システムは、BPSに代表される最高の条件で咬合採得ができるシステムである[38]。

## 2　閉口印象を薦める理由

　下顎吸着印象で大切なのは、概形印象も精密印象も閉口印象法を用いることである。義歯床内の陰圧が得られる状態は、下顎安静位から噛み込まれた瞬間である。
　そのとき、義歯内面にある唾液が外部へ排出され、義歯床全周囲封鎖による陰圧が形成される[39]。
　下顎総義歯の解剖学的吸着阻害因子の中で厄介なのは、レトロモラーパッド部の義歯床の適合と開口時の舌の後退である。舌の後退による舌側床縁にできる空間は、Part 5の図41、42（113、114ページ）で述べるシリコーンパテを使った封鎖強化印象方法で多くの場合は封鎖は可能である。しかし開閉口時に形態が容易に変化するレトロモラーパッド部の封鎖は、概形印象、並びに精密印象の段階で解決するほかに手がない（Part 5の105ページの図33参照）。
　図2上は、閉口状態で義歯を製作した場合である。レトロモラーパッドは開口すると後方へ細くなって伸び上がり、閉口すると縮んで丸くなる。
　閉口印象を行い、レトロモラーパッドの全体を義歯床で被う。レトロモラーパッドの後方部は軟らかい腺組織でできているので、開口時のレトロモラーパッドの変形をこの義歯床で抑えることができる。また、レトロモラーパッドに直接付着している筋がないことも、レトロモラーパッド全体を被った義歯床でレトロモラーパッドの変形を抑制できるもうひとつの理由である。
　そして図2下は、逆に開口状態で義歯を製作した場合である。伸び上がって細くなったレトロモラーパッドを印象してしまうと、閉口時にレトロモラーパッド

# 総義歯治療成功の鉄則

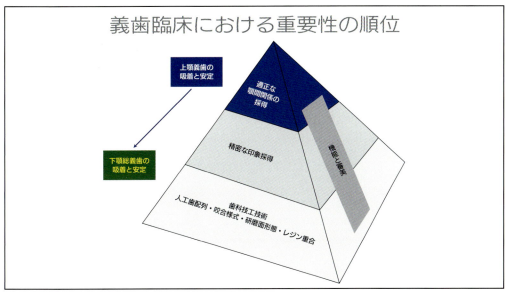

図1 義歯臨床における重要性の順位。適正な顎間関係の採得がもっとも重要である。

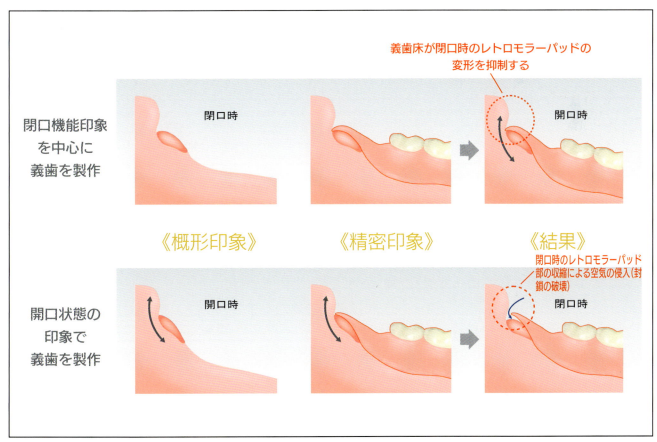

図2 閉口印象で義歯を製作した場合（上）と、開口印象で義歯を製作した場合（下）。

が縮んで義歯床下に隙間ができて、封鎖が完成されない。

上下顎の義歯とも吸着の原則は、義歯床全周囲が完全に封鎖されることであり、1ヵ所でも空気が漏れる場所があると、上顎義歯は落下し、下顎義歯は浮き上がる。

上記の理由から、下顎吸着義歯を達成するためには概形印象と精密印象は閉口印象を中心に行うことが大切といえる。

## 3 義歯装着後の下顎変位が吸着を破壊する

作り上げた咬合関係を長く保つことが上下吸着義歯の安定につながることはいうまでもない。

義歯装着後に下顎位が変化すると、咬頭嵌合位がズレ、痛みが出る。結果、咬み合わせのバランスが崩れ、封鎖が破壊されて下顎義歯が浮き上がりはじめる。

### ①短期間に失われる前歯部のスペース

患者に快適に吸着義歯を使用してもらうためには、私たちが定めた咬合関係が装着後も保たれることが理想である。総義歯学では、一般的に前歯の単独干渉を避ける目的でOver-jet（水平被蓋）を約1.5～2.0mm設けるよう教えている（図3）。これにより、義歯滑走運動時の前歯部単独の接触を防止し、上顎義歯の落下を防げるからである。

しかし、実際の臨床では、与えた前歯部スペースが装着後の短期間で失われ、ほとんどのケースで上下顎前歯が接触してしまう（図4）。そして、この咬合のズレが、義歯の痛みや浮き上がりとして患者を苦しめる。

### ②スペースの消失の原因

最近発売されている人工歯がそんなに短期間で摩耗するはずもない。したがって、このスペースの消失の原因は下顎体の移動が原因と考えられる（図5）。いったいなぜ、このようなことが起きるのだろうか？

ここで健康有歯顎者の前歯部のスペースを考えてみると、そのスペースはわずか0～0.2mm程度で、ほとんど接触している状況に近いことに気づく（図6）。この状態は、生体が、下顎が停まる場所（アンテリアーストップ；Anterior Stop）を上顎前歯と接触することで作り出していることによって起こる。前歯部の下顎運動終末位が得られることによって、下顎閉口運動路がより直線的になって、合理的な機能が営めるようになっている。また、ほんのわずかなスペースにより、前歯部の過剰な接触を避けている[40]。

同様に、多くの無歯顎ケースも、上下の前歯が限りなく近づき、アンテリアーストップを作り出そうとする。つまり、有歯顎者、無歯顎者にかかわらず、アン

# 総義歯治療成功の鉄則

図3 総義歯学では、一般的に前歯の単独干渉を避ける目的でOver-jet（水平被蓋）を約1.5〜2.0mm設けるよう教えている。前歯部に十分なOver-jetを与えていても、装着後数ヵ月で前歯部のスペースが喪失する症例は多く、ほとんどのケースで上下顎前歯が接触してしまう。

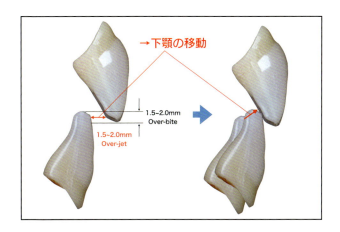

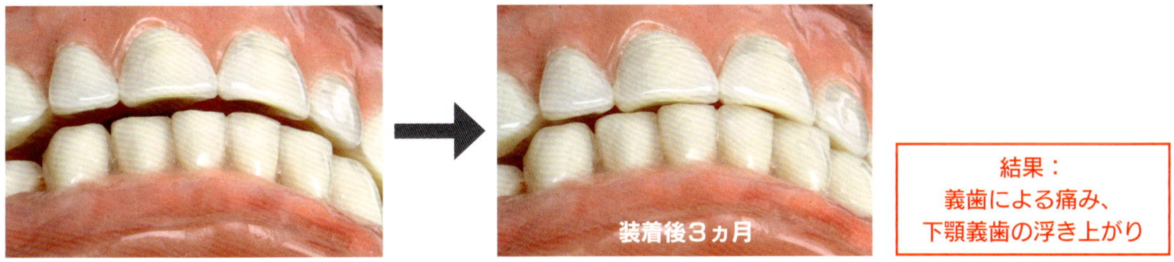

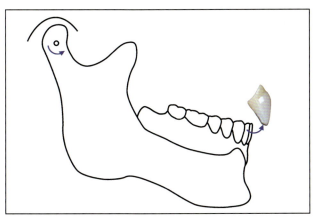

図4 図3に示した現象が口腔内で生じた例。

図5 有歯顎、無歯顎にかかわらず、生体は上下顎前歯部の接触を求める。とくに無歯顎における総義歯の製作において前歯部に大きなOver-Jetを付与すると、前歯部が接触するところまで下顎自体が反時計回り（カウンタークロックワイズローテーション）に回転移動する。

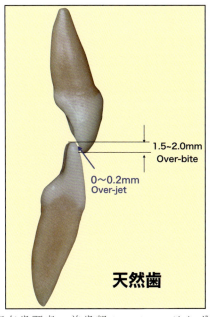

図6 健康有歯顎者の前歯部のスペースはわずか0〜0.2mm程度で、ほとんど接触している状況に近い。

# Part 3

| Class Iの前歯部クリアランス | 上顎フラビーガム Class II-2の前歯部クリアランス |

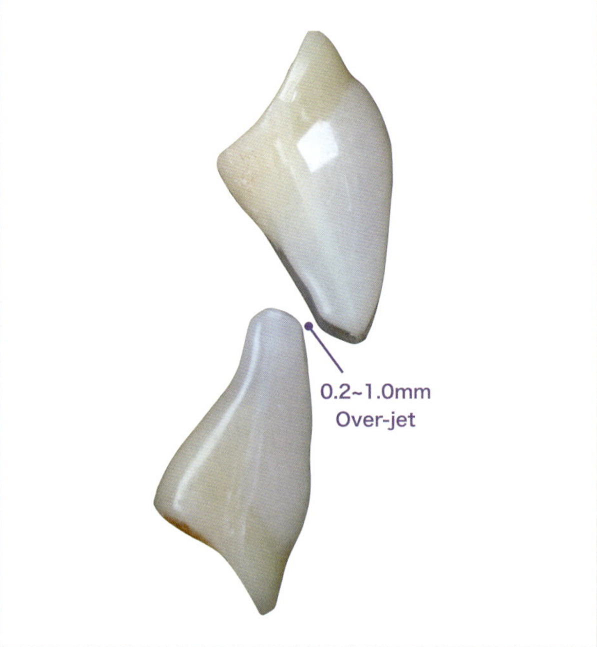

図7　Class Iの前歯部対向関係。0.2mmのスペースでは、咬合器上の調整で前歯部の干渉を取り除くことができない。実際には、1.0mm以内のスペースに収めるよう努力する。Over-Jetを少なくする工夫が必要である。

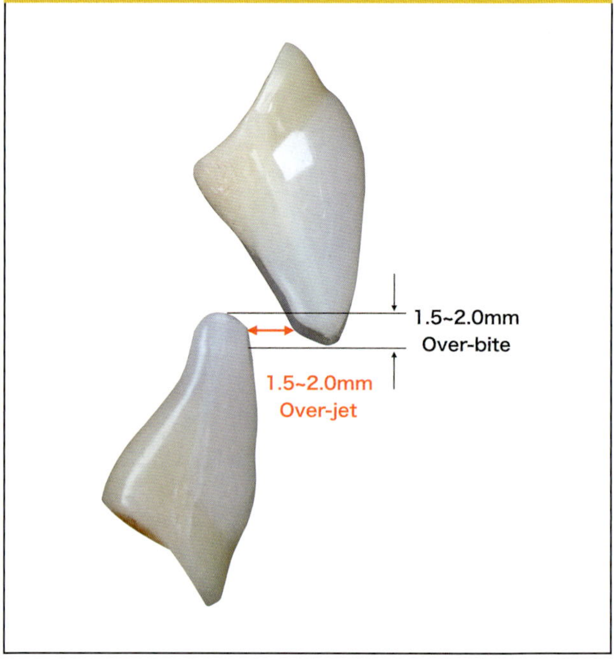

図8　上顎フラビーガムのケースでは、上顎義歯の落下を防ぐ目的で、意図的に大きめの前歯のスペースを与える。しかし、これは生体の要求に逆らった方法であることを忘れてはならない。

テリアーストップを求めるのが生体の自然な欲求といえる[41]。

　私たちが「正しい位置」と思って咬合採得した下顎位を長く保てずに、わずかな期間で前歯部のスペースが失われ、容易に義歯や下顎体が移動してしまうことは、臨床家にとっては実に屈辱的なことである。よって、患者にとって最大の不満"上顎義歯を落下させないこと"を主目的に、義歯装着後も下顎位を大きく変化させない Class I, II, IIIに合わせた Over-jet の与え方が重要となる。

### ③ Classごとの上下前歯部スペースの与えかた

　この後、Class I、上顎フラビーガムの Class II級-2類、上下前歯部に大きなスペースができやすい Class II級-1類、Class IIIの症例を提示していく。歯科技工における前歯部のスペースの与えかたにぜひ注目してほしい。

1) Class I（図7、Part 4参照）
　最小限の Over-jet を与えることで、下顎位の移動を抑制し、付与した咬合関係を保つ。現実的には、咬合器上で1mm以内のスペースにすることが大切である。

## 総義歯治療成功の鉄則

### Class II-1の前歯部クリアランス

プラットフォームの製作

### Class IIIの前歯部クリアランス

1.0mm Over-bite
0.2mm Over-jet

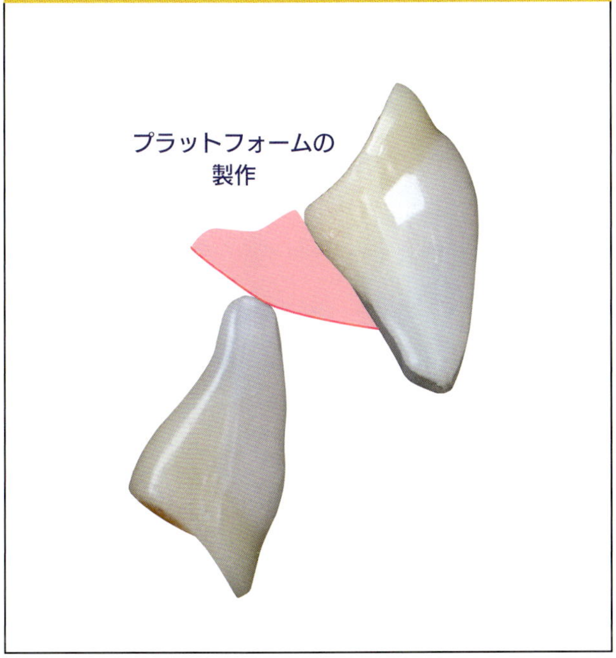

図9 Class II-1では、上顎前突の顎間関係から生まれる大きな上下前歯部のスペースを、プラットホームを作ることで、下顎閉口時の終末点（アンテリアストップ）を作る（Part 6の157ページの図11参照）。

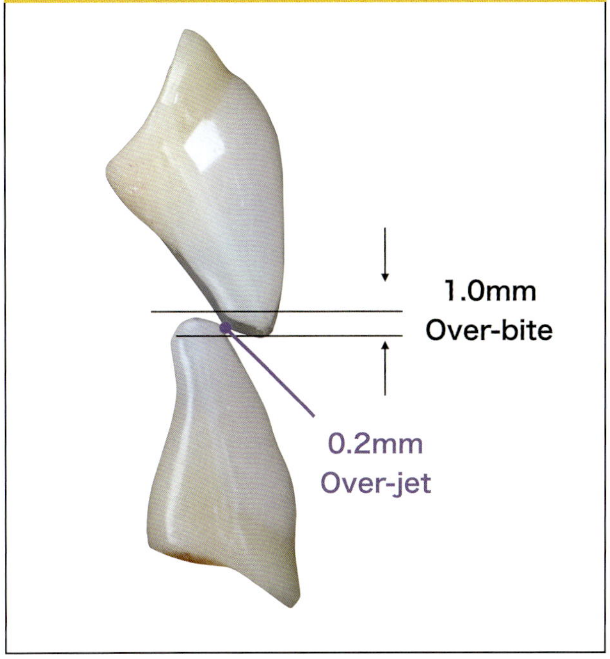

図10 Class IIIの前歯部対向関係。浅い0.5mmのOver-biteとともに、わずかな上下顎前歯の接触、あるいはわずかな隙間を与える。

2）Class II-2（上顎フラビーガム、図8、Part 5参照）
　通常のClass II-2のケースには、Class Iと同様の1mm以内のOver-jetを与えるように努力する。しかし本症例は、重度の上顎フラビーガムのケースである。上顎フラビーガムのケースでは、生体が上顎前歯部の接触を求めても、この生体のリアクションを無視しなければならない。患者にとっても最大の不満は上顎義歯が落ちることだからである。よって、上顎フラビーガムのケースでは、上顎義歯の落下を防ぐと同時にフラビー部の炎症を取り除く目的で、意図的に大きめの前歯のスペースを与え、前歯部の干渉を避ける。定期咬合調整にてそのスペースを保つことで、上顎義歯の落下を防ぎ、フラビーガムの回復を図る。

3）Class II-1（図9、Part 6参照）
　上顎前突の顎間関係から生まれる大きな上下前歯部のスペースを、プラットホームを作ることで、下顎閉口運動路の終末点（アンテリアストップ）を作る。

4）Class III（図10、Part 7参照）
　浅い0.5mmのOver-biteとともに、わずかな上下顎前歯の接触、あるいはわずかな隙間を与える。結果、機能運動時の前歯部干渉を避けると同時に、下顎が

前方に出ようとする動きを食い止めることが可能となる。

## 4 まとめ

　総義歯治療成功の鍵は、安定した咬合状態を作ること、上顎義歯安定を最優先すること、そして患者満足度を向上させるために、下顎総義歯を顎堤に吸着させることである。下顎義歯の吸着を達成するためには、閉口印象法が臨床で実践されなければならない。

　また術後にも、付与した咬合関係を維持することで豊かな人生を患者に与えることができる。そのためには、症例に合わせた Over-jet の与えかたがとても大切となる。

# Part 4

## 臨床実践1
## 簡単症例・Class Ⅰで良好な顎堤と安定した下顎位をもつ症例

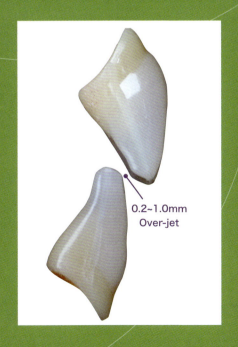

0.2~1.0mm Over-jet

技工作業担当：岩城謙二

まず初めに簡単症例を通して、4回の来院で完成義歯がセットできる吸着／BPS義歯のベーシックなテクニックを学んでいただきたい。

第1日目は、口腔内の診査・診断、上下顎概形印象、セントリックトレーによる簡易咬合採得を行う。

## 1 口腔内の下顎義歯吸着診断（Intra-Oral Examination）

初診時における口腔内診査では、上下顎ともに顎堤形態は良好で、下顎位も安定している。舌下ヒダ部に十分なスポンジ状組織が認められないこと以外は、上顎義歯のみならず、下顎義歯の製作においても良好な結果が得られると診断された（**図1、2**）。このような症例の場合は、積極的に吸着義歯の成功を患者にアピールすることも歯科医院の経営と繁栄において大切である。

## 2 コンサルテーション：上下義歯吸着達成率は90％と説明

患者の旧義歯に対する問題点や不満などを十分に聞き取り、メモとして記載し、それを製作工程に反映させる。ここで重要なことは、診断を根拠に患者に吸着の可能性を含めた十分な治療説明を行うことである。

「やってみなければ上手くいくかどうかわからない」という曖昧な説明を避け、「あなたの場合は約90％の確率で下顎義歯の吸着が達成できると診断しました。その結果良好な咀嚼や会話が可能になります」と説明することが患者の信頼を得るための鍵となる。伝えるべき成功率は、吸着義歯の製作経験年数やケース数によって異なるので、無理のない範囲で患者に提案したい。「治るかどうかわからない」と伝えられて癌の手術を決断する人はいないであろう。吸着義歯の成功率を聞いてはじめて、患者は治療の受け入れを決断するのである。

また、100％の成功率の技術はこの世に存在しないことも、肝に銘じておく必要がある。

## 臨床実践 1 簡単症例・Class I で良好な顎堤と安定した下顎位をもつ症例

### Class I

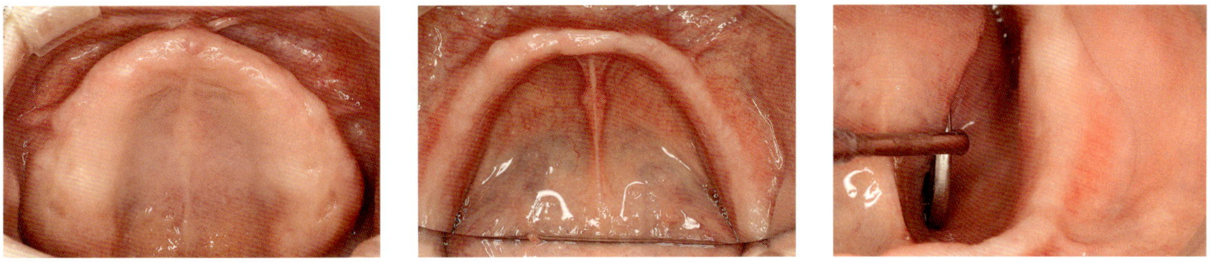

図1　患者は81歳男性。良好な顎堤形態を安定した下顎位をもっていた。一方で、舌下ヒダ部のスポンジ状組織はやや不足していた。

### 下顎総義歯の診査項目

| 吸着阻害因子 | 右 | | | 左 | | |
|---|---|---|---|---|---|---|
| | 良好 | 中等度 | 不良 | 良好 | 中等度 | 不良 |
| 1. 顎堤形態 | ☑ | | | ☑ | | |
| 2. 舌下ヒダ部スポンジ状組織 | | ☑ | | | ☑ | |
| 3. 後顎舌骨筋窩部の義歯延長の余裕 | ☑ | | | ☑ | | |
| 4. 梨状のレトロモラーパッド | ☑ | | | ☑ | | |

**レトロモラーパッド**（リスク1つは中等度、2つ以上は不良に ☑）

| | 右側 | 左側 |
|---|---|---|
| 1. 前方1/2に硬い線維性組織があるかどうか | (ある、少ない、ない) | (ある、少ない、ない) |
| 2. サイズ | (大きい、中、小さい) | (大きい、中、小さい) |
| 3. 傾斜角度 | (緩、中、急) | (緩、中、急) |
| 4. 開閉口時の変化量 | (小さい、中、大きい) | (小さい、中、大きい) |

| 吸着阻害因子 | | | |
|---|---|---|---|
| 5. 開口時の舌後退 | ☑正常（2cm以内） | □軽度後退（2〜4cm） | □重度後退（4cm以上） |
| 6. 顎間関係 | ☑Class I | □Class II | □Class III |
| 7. 下顎位 | ☑誘導位と習慣性咬合位が一致 | □誘導位と習慣性咬合位の2mm以上のズレ | □2mm以上のズレと不安定なタッピング位 |
| 8. 顎関節機能 | ☑正常 | □機能異常あり | □重度な機能障害（クリック音、痛み） |

その他の特記事項：
義歯装着期間、前歯部フラビーガム、下顎フラビーガム、オトガイ棘、下顎前歯部口腔前庭の狭小、など　→　旧義歯に対し、うまく噛めないと不満あり

図2　本症例における、診査表での診査結果。

## アキュデント XD 印象システムを用いた上顎の概形印象採得

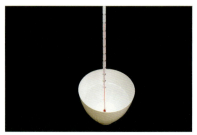
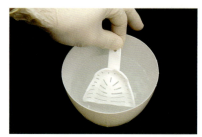
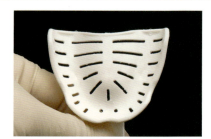

①熱可塑性のトレーを70℃のお湯に入れて軟化させる

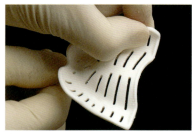
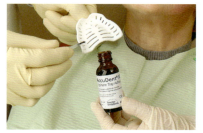

②顎堤形態に合わせて変形させる　　③トレーにアルジネート接着剤を塗る

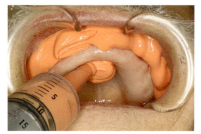
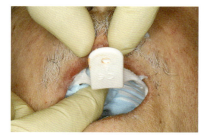
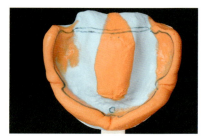

④流動性の高いシリンジタイプ印象材(オレンジ色)を、シリンジで口腔内に注入する　　⑤トレーには、トレータイプの流動性の低い印象材を盛り付ける　　⑥トレータイプの印象材は、硬化前は紫色だが硬化すると青色に変化する

図3　アキュデント XD 印象システム(Ivoclar Vivadent)を用いた上顎の概形印象採得(他社の印象材でも代用可能)。

### 3　上顎概形印象：流動性の異なる2つの印象材を使用

　まず、印象時の嘔吐反射について問診する。この点について問題がなければ、概形印象を始める(図3)。

　流動性の高い印象材と低い印象材の2種類を使うダブルインプレッションテクニックを用いて上下とも印象採得する。ここで求める印象は、義歯床範囲を決定する前準備としての静的印象であり、頬や唇を大きく動かして採得する機能的な印象ではない。

　気泡のないシャープで綺麗な印象は、歯科技工士にやる気を起こさせる。反対に気泡だらけの不明瞭な印象は、歯科技工士のやる気を無くさせてしまうのは明白である。

# 臨床実践 1 簡単症例・Class I で良好な顎堤と安定した下顎位をもつ症例

## アキュデント XD 印象材を用いた下顎の概形印象採得

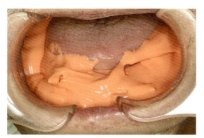
①シリンジタイプ印象材（オレンジ色）を、シリンジで口腔内に注入する

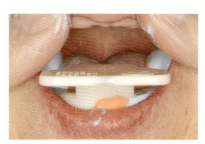
②トレーには、フレームカットバックトレー（YDM，モリタ）を用いる

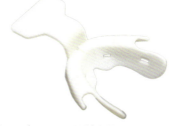

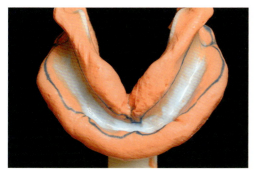
③採得された印象体と個人トレーのデザイン

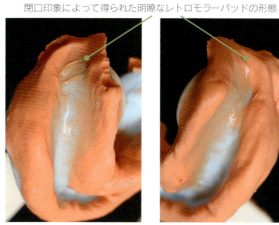
閉口印象によって得られた明瞭なレトロモラーパッドの形態

レトロモラーパッドの静的形態が採得できる

図4 アキュデント XD 印象システム（Ivoclar Vivadent）を用いた下顎の概形印象採得（フレームカットバックトレーによる下顎閉口安静印象）。この印象方法により、レトロモラーパッド部と頬棚部の変形を避けることができ、最終義歯による良好な封鎖が可能となる。

概形印象のさまざまなテクニックの詳細は、Part 5 の Class 2 の難症例にて述べる。

### 4 下顎概形印象：アキュデント XD システムとフレームカットバックトレー

ここで求められる印象は、レトロモラーパッド周囲と頬棚部の変形をできるだけ避けることを目的とした閉口下顎安静印象である（図4）。義歯床による完全封鎖がもっとも難しい場所がレトロモラーパッド部なので、閉口安静時のレトロモラーパッドの形態に近い印象を採ることが望ましい。レトロモラーパッドや頬棚部に被いかぶさるトレーのフレームを除去したフレームカットバックトレー（YDM，モリタ）を用いる[42-44]。

# Part 4

## セントリックトレーを用いた基本的な印象テクニック（シリコーンパテを用いた方法）

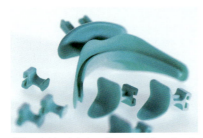

①セントリックトレー（Ivoclar Vivadent）

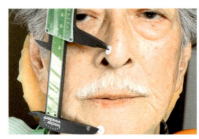

②まず、適正と思われる咬合高径を計測し、記録する

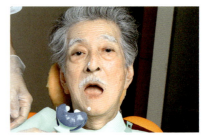

③トレーの上下にシリコーンパテを盛る

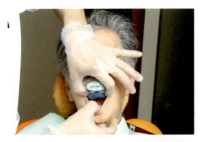

④トレーを挿入後、左手に持ち替え、手のひらで顔を覆いトレーを上顎に押し上げ固定する。その後、下唇を右手親指で引き、顎を押さえた状態で、印象材の中に下顎顎堤が入るように下顎を後方誘導する

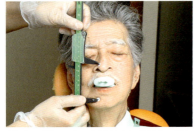

⑤最初に測っておいた適正咬合高径まで噛ませる

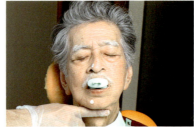

⑥嚥下を指示することで、下顎が中心位に近い位置に移動する

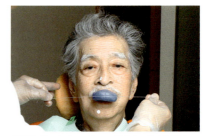

⑦硬化後、トレーのハンドルにパテを置き、水平線と正中線を記入する。このラインは、咬合器付着時のガイドとなる

図5　セントリックトレー（Ivoclar Vivadent）を用いた基本的な印象テクニック（シリコーンパテを用いた方法）。

## 5　セントリックトレーによる簡易咬合採得（Basic Technique）

　このセントリックトレーによる簡易咬合採得により、噛み合わないロウ堤が作られることがなくなり、これまで時間を費やしてきたロウ堤調整時間を大幅に短縮できる。
　しかし、このダブルアーチ印象テクニックは、シリコーンパテ、あるいは流動性の低いアルジネート印象材を使って上下顎堤を同時に採得する方法なのでかなり難しい。印象を上手に採得するためには術者の手指の使い方がとても重要であるため、この項では、読者が上手にバイト印象を採得できるように基本的な手技を紹介する（図5）。セントリックトレーのプロフェッショナルテクニックはPart 5の86〜91ページを参照されたい[45]。

## 臨床実践1 簡単症例・Class Ⅰで良好な顎堤と安定した下顎位をもつ症例

### セントリックトレーバイトを用いた概形印象模型のマウンティング準備

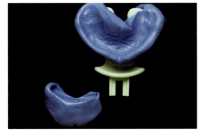
①セントリックトレーによる上顎印象

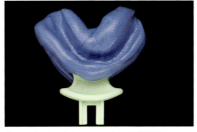
②セントリックトレーによる下顎印象

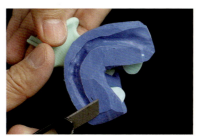
③模型に収まるように余剰部分をカットする

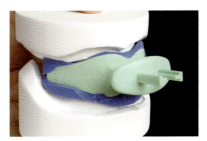
④上下模型に挟み込まれた状態

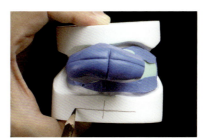
⑤取手につけたシリコーンパテの正中線と水平線を模型に記録することで、模型が傾くことなくマウントされる

図6　セントリックトレーバイトを用いた概形印象模型のマウンティング準備。

### 6　セントリックトレーバイトによるマウンティングの準備

　おそらく読者の最大の不安は、このシリコーンバイトが本当に概形印象模型に収まるのかどうかであろう。実際、セントリックトレー印象がうまくいけば、ほとんどの症例で問題なくパテのバイト材が模型に収まることを経験しているので、読者にはセントリックトレーによる印象に神経を集中していただきたい（図6、7）。適合の甘さや咬合採得のわずかなズレが確認されても、次の個人トレーの試適の際にワックスを用いたリカバリーテクニックを利用すれば、問題なく最終精密印象に移ることが可能となる（Part 4の46ページ、図17）。
　セントリックトレーバイトは、あくまで、簡易バイトである。精密なバイトではないと割り切ると気持ちが楽になる。

### セントリックトレー・バイトを用いたホリゾンタルガイドによるマウンティング

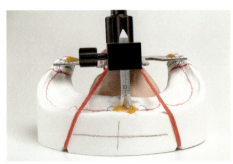

①あらかじめ模型の裏側に掘っておいた溝に輪ゴム（ラバーバンド）を掛け、模型とホリゾンタルガイドを固定する

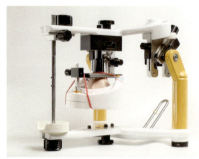

②マウンティングキャリアーをストラトス咬合器に固定する。ホリゾンタルガイドの固定ピンをキャリアーにしっかり入れ、ネジを回して固定し、下顎模型をマウントする。次に、上下模型にセントリックトレーバイトを咬ませて上顎模型をマウントする

図7　Class Ⅰ症例のホリゾンタルガイドを用いたマウンティング法。なお、Class Ⅱ、Ⅲ症例におけるホリゾンタルガイドの使用法は Part 5 の91ページの図15を参照。

## 7　個人トレーのデザインと製作

　本項では、簡単症例における基本的な上顎のトレーデザイン、下顎のトレーデザイン、ワックスによるブロックアウト、そして、個人トレーの製作について説明する。

　上下顎にかかわらず、個人トレーの辺縁すべてが可動性粘膜に接して終わる。これが上下義歯の吸着を実現するための大原則である。

### ①上顎のトレーデザイン

　ここで重要なことは、上顎の歯肉頬移行部の開閉口時の動きは下顎に比べてわずか約1/3程度しかないことである[46-48]。上顎は床面積が広いばかりでなく、活動量の少ない歯肉頬移行部のおかげで義歯の吸着を保つことが可能となる。

　良好な顎堤形態のケースでは、頬側のトレーラインを歯肉頬移行部から約2 mm、前歯部では唇の活動量が大きいため約3 mmほど上に描く。そして、後方部は、アーラインやNose-blow effectによって決まる硬口蓋と軟口蓋の境目

# 臨床実践1 簡単症例・Class Ⅰで良好な顎堤と安定した下顎位をもつ症例

## 上顎顎堤形態が良好な場合の個人トレーデザイン

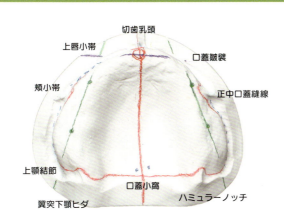
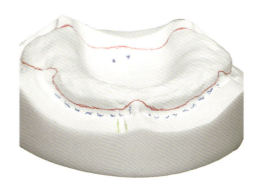

基本的には歯肉頬移行部の最深部から約2mm上方を個人トレーの設計線とする
Nose blow effect を用いた方法と④「アー」と発音して決定する A-zone によりトレー後縁を描く
A-Zone：「アー」と発音すると、軟口蓋部が上方に持ち上がる
Nose blow effect 法：鼻をつまんだ状態で患者に鼻から息を出すように命じると、硬口蓋と軟口蓋の境目が下垂する

上唇部は、唇や口輪筋の動きが臼歯部より大きいため、歯肉頬移行部の最深部から3mm上方に個人トレーのラインを設定する。上唇小帯は上下に動くため、縦長に余裕のある各個トレーのラインが必要となる

図8　上顎顎堤形態が良好な場合の個人トレーデザイン。

から2〜3mm程度後ろの軟口蓋部に描く（図8）。

また、ロウ堤、もしくはBPSで用いられる装置であるナソメーターMの設置基準線として切歯乳頭中央を横断する線や歯槽頂の記入も必要である。

### ②下顎総義歯の吸着に必要なトレーデザイン

さらに、下顎吸着用トレーのデザインは顎堤吸収の良し悪しに関わらず、どの症例も同じである[49-51]。そして、患者の個体差は、個人トレーに付与する厚みを変化させることによって表現する。この方法によって、だれもが同じように個人トレーの設計線を描けるようになる。

理想的には、印象体に術者が直接描くことが正確さを増す上で重要であるが、印象材を消毒薬につけるとそのラインは消えてしまうので、模型に描くことが多くなるのが現実であろう。

下顎の個人トレーの設計線は上顎よりも複雑なので、図9にしたがって描いて

# Part 4

## 下顎顎堤形態が良好な場合の個人トレーデザイン

トレーのデザインはすべての症例で共通。個体差はトレーの厚みの与え方で表す

### 頬側部

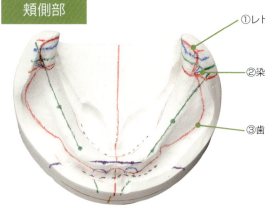

① レトロモラーパッドの形通りに描く

② 染谷のスジを避ける

③ 歯槽粘膜翻転部にラインを描く

### 舌側後方部

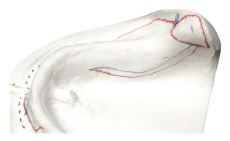

④ 顎舌骨筋線を2～3mm越えて後顎舌骨筋窩部に入る

④-1　顎舌骨筋線は、レトロモラーパッド舌側中央部付近に向かう
④-2　それよりも約2mm後方から顎舌骨筋線を2～3mm越えて後顎舌骨筋窩部に入る
④-3　そこから前方に向かいS状カーブの変曲点に達する

### 唇側部

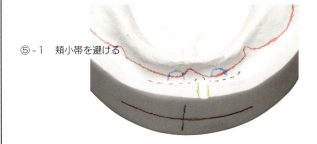

⑤-1　頬小帯を避ける

⑦ 歯肉境移行部の運動を想定して、歯肉境移行部から2mm上にラインを設定する

⑥ オトガイ筋の付着部をワックスにてブロックアウトするが、活動が弱い筋肉なので、トレーで覆ってもかまわない

⑤-2　正中下唇小帯を避ける

### 舌側前方部

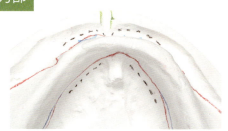

⑧ 顎堤形態が良いケースでは、最凸部を描き、舌小帯を十分に避ける

図9　下顎顎堤形態が良好な場合の個人トレーデザイン。

# 臨床実践1 簡単症例・Class Iで良好な顎堤と安定した下顎位をもつ症例

## 染谷のスジ

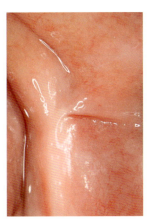
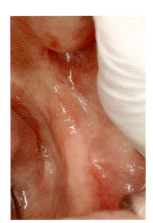

明瞭なスジ　　　　　　　　　　　　　不明瞭なスジ

図10　染谷のスジとは、レトロモラーパッド頬側付け根に存在する小帯様の組織である。染谷成一郎先生（故人）が発見し命名した。無歯顎者の口腔内での発見率はわずか10〜20％と低いが、小帯と同じように扱い、個人トレーの製作時にはスジが口腔内で見える見えないにかかわらず避けておく[52,53]。染谷のスジの発見率を上げるためにはミラーでスジ部を頬側に押すと良い。発見率が約40％に上昇する。

ほしい。模型は、フレームカットバックトレーによって採得された自然な閉口安静時に近い印象模型でなければならない。これらを遵守した設計線を描き、個人トレーに吸着を完成させる仕掛けを与えることによってはじめて、Part 1の14ページの図4で述べたすべての封鎖機序を完璧に、そして、論理的に完成することができる。難症例のトレーデザインについては、次のPart 5の98、99ページをを参考にしていただきたい。

# Part 4

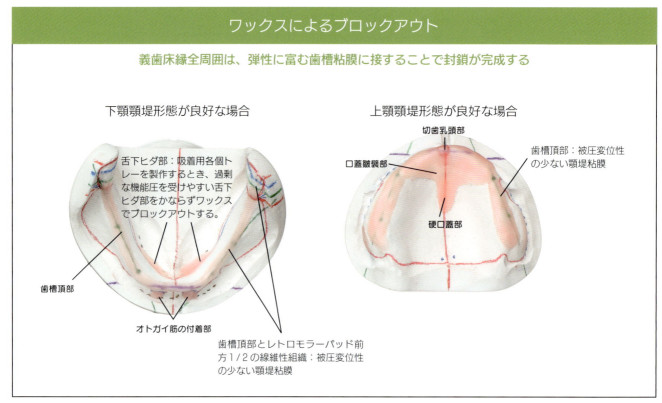

図11　ワックスによる模型のブロックアウト。

### ③ワックスによる模型のブロックアウト

ワックスによる模型のブロックアウト（図11）については、

1）上顎：非圧縮性に乏しい顎堤頂と神経開口部である切歯乳頭部、そして硬口蓋部をワックスにてブロックアウトする。

2）下顎：レトロモラーパッド前縁にある線維性の非圧縮性に乏しい組織、後顎舌骨筋窩部のアンダーカット、歯槽頂部、オトガイ筋付着部、そして、舌下ヒダ部をワックスにてブロックアウトする。とくに、印象採得時に舌下ヒダ部に強い圧が加わると最終義歯の段階に疼痛となって現れるので、かならずブロックアウトを行う。

### ④個人トレーの製作

上下顎とも、レジンにて個人トレーの設計線に合わせてベースを作り、ナソメーターMを設置する（図12）。

ナソメーターMは、精密印象直後にゴシックアーチ描記に移行できる、いわゆる"優れもの"である。もちろん、この装置を使わずワックスによるロウ堤型の個人トレーを製作することも可能であるが、最高に適合の良い印象体をトレーとして最終咬合採得ができることは、咬合採得のエラーを圧倒的に少なくできるBPSの最大の利点である。ClassⅠ、Ⅱ、ⅢそれぞれにおけるナソメーターM

# 臨床実践1 簡単症例・Class I で良好な顎堤と安定した下顎位をもつ症例

## レジンベースの製作とナソメーターMの設置：Class I（SR-イボレンを使用）

ナソメーターMは精密印象体をそのまま利用してゴシックアーチを描ける優れた装置である。この装置によって最終的な咬合高径と水平下顎位を採得できる

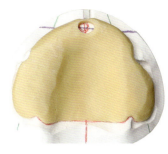

ナソメーターM (Gnathometer M) の前後的位置の決定のために、切歯乳頭部のレジンを窓空けしておく

ベーシックアーチの前後的位置は切歯乳頭の中央から男性は7mm、女性は9mmになるように設置する。下顎のベーシックアーチは、前歯部顎堤頂を横断するラインがベーシックアーチの前後的中央にくるように設置する

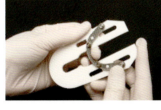

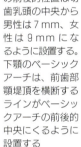

Class I では、後方基準点をレトロモラーパッド上方1/3にし、カンペル平面に合わせてナソメーターMを即時重合レジンで固定する

上下吸着用個人トレーの完成

図12　レジンベースの製作とナソメーターMの設置。

の咬合面の設置位置は精密印象採得の際にとても重要であり、上下のベーシックアーチが前後的にズレるのはケースによって当然のことである。注意しなければならない点は、ベーシックアーチの下顎の前後的位置が、顎堤が良好なケースでは前歯歯槽頂を横断する線上に設置し、前歯部の顎堤吸収が著しい症例では前歯部顎堤の前後幅の中央に設置することである。

1）吸着用下顎個人トレーに付与する7つの仕掛けと3つの厚み

下顎の個人トレー製作において重要な点は、下顎吸着印象を達成させるために咬合面側に7つの仕掛けを必ず付与することである。クインテッセンス出版で2011年に出版した前著「4-STEPで完成　下顎吸着義歯とBPSパーフェクトマニュアル」では6つの仕掛けを提示したが、さまざまな経験者の意見により、舌根部に凹形態を付与する点が加わり、全部で7つの仕掛けとなった。これらの仕掛けにより舌下ヒダ部と頬唇側部部の封鎖が強化されると同時に、後方部にはBTCポイント（後述）が現れ、封鎖は完全なものとなる[54-57]。

この項では、基本的な下顎義歯吸着のためのトレー製作方法を提示する（図13）。

# Part 4

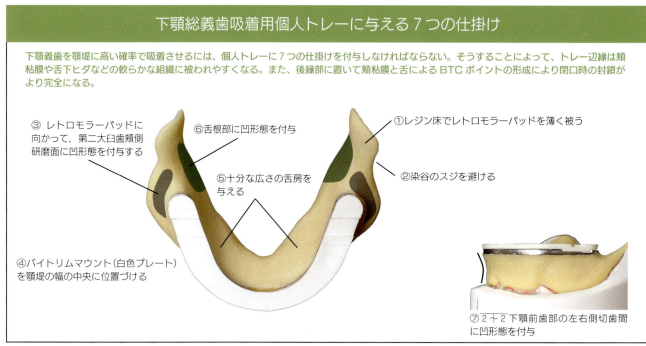

図13 下顎総義歯吸着用個人トレーに与える7つの仕掛け。

## 2）BTC ポイント

BTC ポイントとは、The Buccal mucosa and Tongue side wall - Contact point のことである[58]（図14）。閉口、あるいは嚥下するとレトロモラーパッド上で頬粘膜と舌の脇腹が接触し、義歯の上から封鎖することで義歯床内の陰圧が増加する。

頬粘膜がレトロモラーパッドを覆えないほど個人トレーが頬側にが過剰拡大されていたり、必要以上に後顎舌骨筋窩部に過延長されている場合は、BTC ポイントは形成されない。また、臼歯人工歯の配列位置が舌側や頬側に寄り過ぎている場合も同様に BTC ポイントの形成は阻害される。よって、この BTC ポイントの形成は、適正な義歯床の大きさや正しい人工歯の配列位置であるかどうかのチェック機構となる。精密印象体や最終義歯のフィットチェッカーを用いた粘膜面チェックの際に確認することができる。

## 3）個体差を表現するための個人トレーの厚みの変化

粘膜面側からみて十分な耐圧面積を獲得するために、頬棚部および豊富な舌下ヒダ部のスポンジ状組織を利用した強い封鎖を作り上げる目的で舌下ヒダ部にも十分な厚みを付与することを忘れてはならない（図13）。さらに、オトガイ筋の付着部が前歯部歯槽頂に及ぶ、いわゆる口腔前庭が狭小なケースでは、前歯部の辺縁の封鎖を強化するために厚みを付与することが大切である。この厚みによって、前歯部研磨面に凹形態を付与することが可能となり、最終的に強いリップサポートを作り上げることができる（図15、16）。

# 臨床実践1 簡単症例・Class Ⅰで良好な顎堤と安定した下顎位をもつ症例

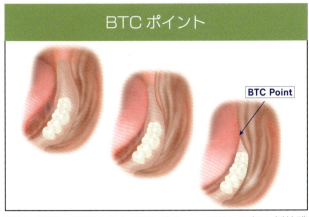

図14 開口→閉口するとBTCポイントが現れる(B：頬粘膜〔Buccal musosa〕、T：舌の脇腹〔Tongue side wall〕、C：接触〔Contact〕)。

図15 上顎顎堤形態が良いほどトレーの床縁は薄くなり、顎堤吸収が進行しているケースほど、トレーの床縁は厚くなる。失われた組織量に合わせたトレーの製作が重要である。本症例は顎堤形態が良いケースなので、トレーの床縁が薄く仕上がっている。

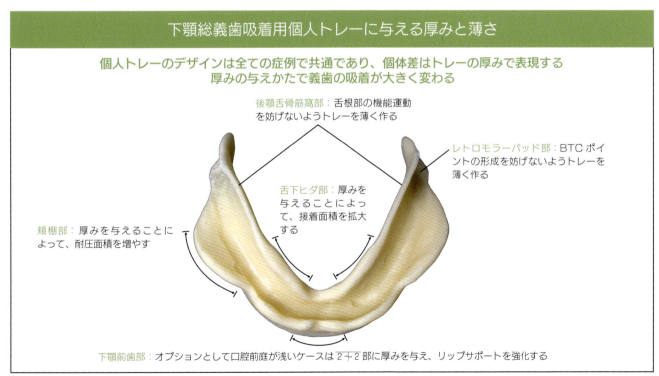

図16 下顎総義歯吸着用個人トレーに与える厚みと薄さ。

## ナソメーターMの正中と水平、カンペルラインとの平行性をチェック

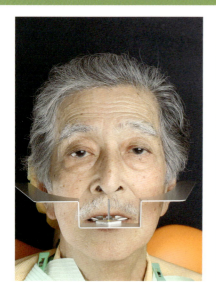
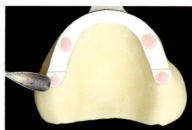
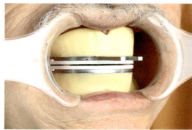
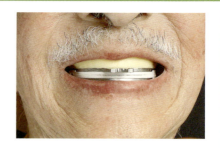

セントリックトレーバイトは簡易咬合採得であるため、上下のプレートが合っているように見えても、トレー下に大きな隙間が存在することがある。上下のトレーのズレや上下間のスペースの不均等が小さい場合は、ワックスを付けたまま精密印象に移行する。トレーの大きなズレや傾きがある場合は、ナソメーターMを付け直す

図17　ナソメーターMの正中と水平、カンペルラインとの平行性をチェック。

## トレー内面の当たりを除去

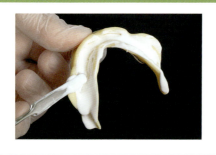
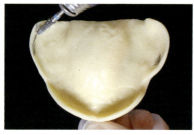
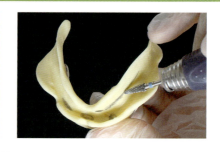

図18　術者の手指圧による当たりの除去と、上下のトレーを噛ませた状態での当たりの除去を行う。

## 8　上下顎精密印象採得

　印象採得に入る前に、個人トレーの平行性や上下トレー間のズレ、痛みの除去をかならず行う必要がある。
　とくにチェックするのは以下の3点である。
　　　1）ナソメーターMの正中と水平、そしてカンペルライン（鼻聴道線）との平行性をチェック（図17）
　　　2）4点にワックスを盛ることによるバイトエラーのチェック
　　　3）トレー内面と顎堤粘膜との適合をチェック（術者の手指圧とトレー咬合状態、図18）

# 臨床実践 1 簡単症例・Class I で良好な顎堤と安定した下顎位をもつ症例

## 上顎精密印象採得の手順（ヴァーチャル、Ivoclar Vivadent 使用）

### ヘビーボディー（辺縁形成）＆ライトボディー（最終二次印象）

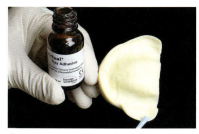
①接着剤を辺縁全周囲に塗布（口蓋部には塗布しない）

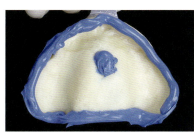
②辺縁形成をヘビーボディの印象材にて行う。口蓋中央に印象材をストッパーとして置くことでワックスの模型ブロックアウトによって起こるトレーの前方傾斜が少なくなる

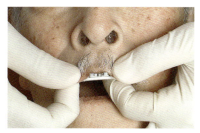
③術者の手指による辺縁形成：口唇や頬粘膜を活動方向を想定して引き下げる

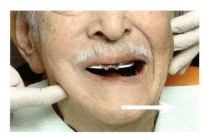
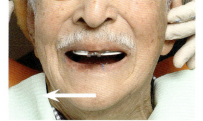
④下顎を左右に動かすことで、上顎個人トレー頬側部に筋突起が当たる部分を避ける

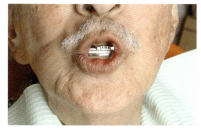
⑤患者の機能による辺縁形成：続いて口唇や頬粘膜を活動方向を想定して引き下げる

⑥辺縁形成終了

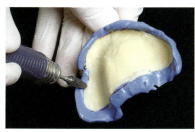
⑦被圧縮性の低い顎堤頂部や口蓋中央部の印象材を剥がし、小帯上の印象材を除去する

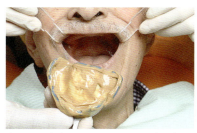
⑧ライトボディーの印象材にて、ボーダー印象と同じ方法で最終印象を行う

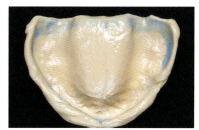
⑨完成した上顎精密印象体

図19 上顎の精密印象採得の手順。

### ①上顎の精密印象採得の手順

ここでは上顎の基本的な印象採得方法を提示する（図19）。詳細な機能運動の印象テクニックは Part 5 の Class II のケースで上顎フラビーガムの印象法も交えてアトラス的に解説する。

## 下顎精密印象採得の手順(ヴァーチャル、Ivoclar Vivadent 使用)

### ヘビーボディー(辺縁形成)とモノフェーズ(レトロモラーパッド周囲)&ライトボディー(最終2次印象)

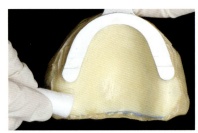
①上顎印象体の後方部にワセリンを塗り、下顎の印象材が上顎の印象材に付かないようにする

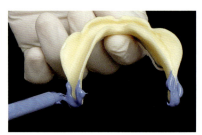
②レトロモラーパッドの印象時変形を抑制するためにヘビーボディーよりも流動性の高いモノフェーズタイプの印象材を置く

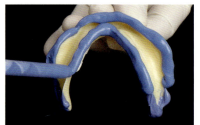
③モノフェーズに続いてボーダー全周囲にヘビーボディータイプの印象材を置いて5つの吸着基本動作を患者に行わせる

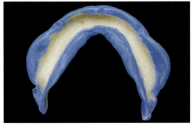
④顎堤粘膜部とレトロモラーパッド前方の線維性組織部は被圧変位性が低いので、印象材を取り除き、辺縁が歯槽粘膜部に沈み込みやすいようにする

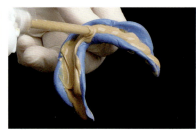
⑤ライトボディーを内面と全周囲に置き、再び5つの機能運動を行わせる

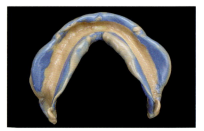
⑥完成した精密印象体

図20　下顎の精密印象採得の手順。

### ②下顎精密印象採得

#### 1) 下顎精密印象採得のポイント

　義歯内面に陰圧が生まれる瞬間は、下顎安静位から咬合し義歯が顎堤に沈下した状態である。したがって、印象採得の基本は、患者による閉口下顎機能印象である。この印象方法によって、経験の少ない歯科医師でも良い印象を採得することができる。

　若手歯科医師たちに現在求められているのは、「簡単化」と「システム化」であり、しかも最良の結果が得られなければならない。経験の差が出にくい、だれにでも達成可能な印象方法こそが、求められているにちがいない[59]。

#### 2) 主体となる5つの動作

　後述する5つの基本動作を患者に正しく行わせることによって、自動的に印象が採得できる(図20)。難症例の吸着印象はPart 5の112〜120ページを参照。

# 臨床実践 1 簡単症例・Class I で良好な顎堤と安定した下顎位をもつ症例

## 機能的ポストダム（Functional Postdam）の形成

モノフェーズタイプの印象材を後縁部に一層置き、口腔内に印象体を戻して咬合させ、嚥下させる。その後は、軽く咬合させた状態（gentle pressure）で印象材の硬化を待つ。甘くなった後縁の封鎖を完全なものにするテクニックである。

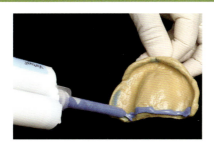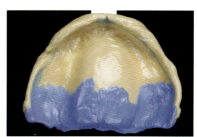

図21　機能的ポストダム（Functional Postdam）の形成。

これをふまえ、
1）口をすぼませる（ウーッ）
2）口角を横に引く（イーッ）
3）開口状態で舌を軽く左右および前方に動かす
4）閉口状態でトレーの裏側を舌で前に押す
5）嚥下（総合運動）

の5つの動作をワンサイクルとして2～3回患者に行わせ、印象材の硬化を軽く咬合させた状態で待つ。

3）機能的ポストダムの形成（Functional Postdam）
　上下の精密印象が終了する頃になると、上顎の吸着力が少し弱くなる傾向がある。
　アジア系の上顎顎堤は前後径が短く、力を受ける中心域が欧米人の骨格と比べて前方に位置する。そのため、咬合して印象採得を行っているうちに徐々に上顎印象体が前上方に押し上げられる。その結果、後縁の封鎖が弱くなる。それを避ける目的で、モノフェーズ印象材による機能的ポストダムを行う（図21）。

## ナソメーターMによるゴシックアーチ描記

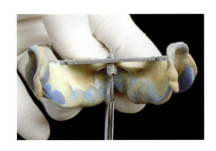

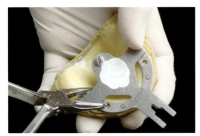
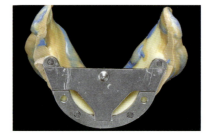
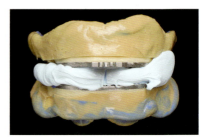

ナソメーターMを用いたゴシックアーチ描記に先立ち、安静位空隙や発音法などを使って咬合高径を再確認し、ナソメーターMのスクリューをドライバーで回して、高さをスティッキーワックスで固定する

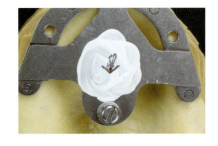

タッピングポイントがアペックスポイントよりも前方0.5mmに分布している。また、小さなゴシックアーチの図形から、顎運動障害が読み取れる

図22　精密印象採得には約1時間かかる。この間に、患者が使っていた義歯による下顎位の感覚が排除され、本来の下顎位で咬合採得が可能となる（ディプログラミング；deprogramming）。ガタつきがない適合の良い精密印象体のおかげで、患者の最適な水平下顎位が採得できる。

## 9　ナソメーターMによるゴシックアーチ描記法（Deprogramming）

　印象採得におよそ1時間かかると、患者の旧義歯によって脳に刻み込まれた習慣性咬合位が解放され、患者本来の筋肉位で咬合採得が可能となる。
　まずは、咬合高径を再度チェックし、その高さに合わせてナソメーターMのゴシックアーチ描記針のスクリューを調整し、ゴシックアーチを描かせる（図22）。視覚的に咬合位を観察できることが最大の利点である。この方法によって、最終的な下顎位が決定される。タッピングポイントがまったく安定しないケースや、患者自身がどこで噛めば良いかわからないケースは、治療用義歯が必要となる。

# 臨床実践1 簡単症例・Class Ⅰで良好な顎堤と安定した下顎位をもつ症例

## レーザーマーカースタンドによる上顎歯槽頂線の確認

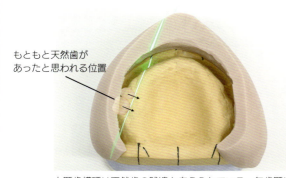
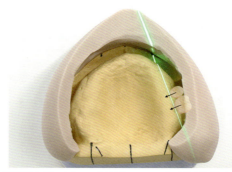

もともと天然歯が
あったと思われる位置

上顎歯槽頂は天然歯の残遺と考えられている。無歯顎になると上顎顎堤内側に向かって吸収するので、人工歯を配列するときはこの歯槽頂に対して、リンガライズドオクルージョンの場合は舌側咬頭頂、フルバランスドオクルージョンの場合は頬舌幅の中央がくることが安全策と言われている

図23　レーザーマーカースタンドによる上顎歯槽頂線の確認。

## 10 ボクシングによる模型製作

　模型を作る際に大切なことは、辺縁形態を正確にレジンに置き換えることである。一般的には、印象体辺縁5mmに吸着にとって重要な要素が含まれているため、ワイヤーワックスやモデルブロックを巻きつけ、ボクシングを行って石膏を注入する。

## 11 モデルアナリシスと人工歯配列基準線

### ①上顎基準線

　下顎顎堤形態の良いケースであっても、上顎義歯が転覆しないように考慮しながら人工歯配列の基準線を描くことが大切である（図23、24）。
　上顎顎堤は、無歯顎になると頬唇側から骨吸収が始まり、顎堤形態は徐々に小さくなる。歯槽頂上に見られる歯の痕跡（残遺）は、臼歯の舌側縁が位置した痕跡と考えられていて、天然歯がもともと存在した位置に人工歯配列ができる基準となる。これにより、義歯の安定が得られるばかりでなく、十分な舌運動のスペー

# Part 4

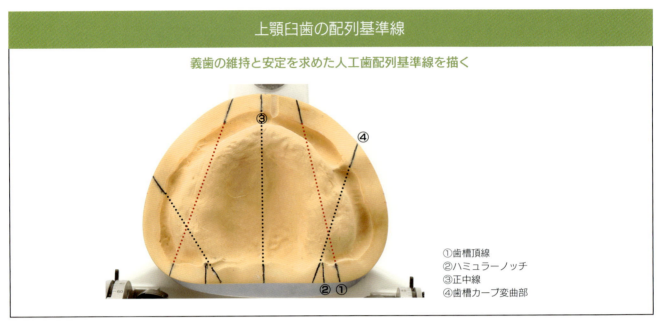

図24 上顎臼歯の配列基準線。

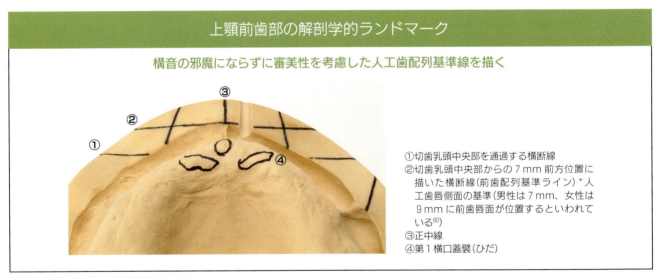

図25 上顎前歯部の解剖学的ランドマーク。

スが口蓋部に作られ、スムーズな構音が行われる。

　上顎前歯部での解剖学的ランドマークは、切歯乳頭と第一横口蓋皺襞である(図25)。Wattらの研究から、良好な顎堤形態のケースでは、これらの指標によって、元あった天然歯の位置が推測できる[6]。しかし、顎堤吸収が進んだり、前歯部フラビーガムのケースになると、この指標は参考にならなくなり、さらに数mm前方に配列することになる(Part 5を参照)。

# 臨床実践1　簡単症例・Class I で良好な顎堤と安定した下顎位をもつ症例

## レーザーマーカースタンドによる下顎歯槽頂線の確認

Dr. Pound の三角域

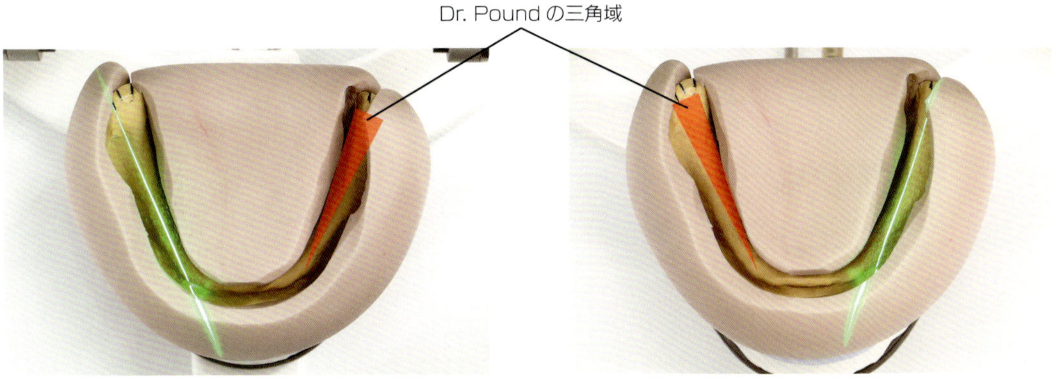

印象体の頬舌側研磨面の形態をシリコーンパテによって印象し、
研磨面形態をレジンにてできるだけ正確に再現すると同時に人工歯を配列すべき場所を確認する

図26　レーザーマーカースタンドによる下顎歯槽頂線の確認。

### ②下顎基準線

#### 1）咬合面

　下顎の基準線は、顎堤面積が狭く、また舌の動きを考慮しなければならないので、上顎にくらべると複雑な配列基準線が必要である。また、模型に基準線を記入することで、配列全体のイメージができる。

　下顎吸着義歯を製作するにあたって有利な臼歯配列位置は、BTC ポイントが形成されやすい顎堤の頬舌側幅の中央であり（図26）、ニュートラルゾーンやパウンドライン（Pound E.）と臨床的にはほとんど同じ領域になる[61]。

　石膏を注入した後、精密印象体に対しシリコーンパテでコアを作り、それを模型に当てがってみると、頬粘膜と舌側に挟まれたニュートラルな位置を見つけることができる。Dr.Pound が述べたレトロモラーパッド舌側縁と犬歯の残遺を結んだ線とレトロモラーパッド頬側縁と犬歯の残遺を結んだ線の三角域の中に臼歯舌側咬頭が入るように配列することで、十分な舌房の確保ができ、さらには前述したBTC ポイントが自然に形成される。

#### 2）側面

　プロフィールコンパス（Candulor，リンカイ）を使用して、顎堤形態を模型外側面に印記する。咬合時を義歯の前方移動を防ぐために、前後的に22.5°を超える急角度の顎堤斜面には人工歯を配列しない（図27、Gerber A）。

　この急角度を避けた後方配列限界域と前方の歯槽カーブ変曲点間を配列安定域とし、臼歯人工歯をこの範囲に配列する。

# Part 4

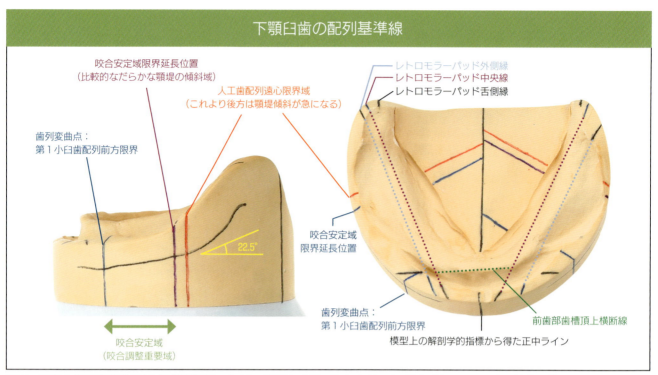

図27　下顎臼歯配列基準線（臼歯部顎堤幅の中央）。配列が舌側へ寄りすぎると舌房が狭くなり、舌は前方に位置することができなくなって後退する。その結果、前方舌縁部にエアーポケットが生まれ、封鎖が破壊される。また、人工歯が頬側へ寄りすぎると、レトロモラーパッド部を被おうとする頬粘膜の邪魔になり、結果、レトロモラーパッド頬側縁の封鎖が破壊される。

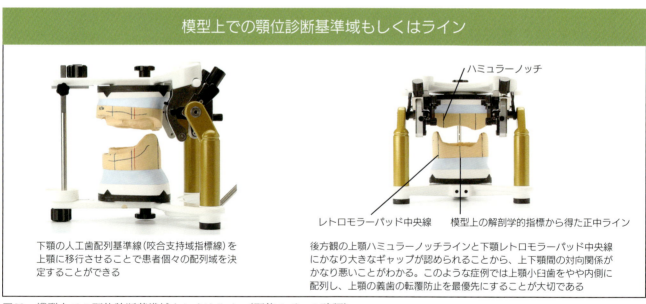

図28　模型上での顎位診断基準域もしくはライン（顎位のズレの確認）。

3）後方面

　マウンティングされた模型を後方から観察し、下顎偏位を確認しておくことも大切である（図28）。

# 臨床実践 1　簡単症例・Class Ⅰで良好な顎堤と安定した下顎位をもつ症例

## 上顎中切歯・犬歯の配列

上顎中切歯は切歯乳頭のほぼ中央から、男性は7mm前方に唇面が位置するように配列する。個性を表現するために、両側中切歯はわざと乱れた状態（バタフライ型）に配列した。
上顎犬歯の配列では、第一横口蓋皺襞から平均で約9mmの位置に唇面豊隆が位置づけられる

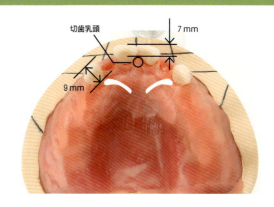

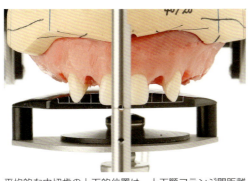

平均的な中切歯の上下的位置は、上下顎フランジ間距離の1/2を咬合平面の前方基準とし、そこに上顎前歯が下顎前歯をオーバラップする被蓋2mmを加えた位置である。本症例では、上唇が下垂しているため、審美性を考慮して約4mm加えた位置に設定した。続いて、犬歯を中切歯と同じ高さに並べた

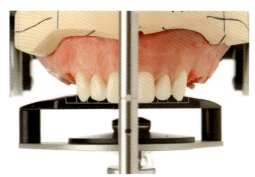

最後に配列するための解剖学的基準点が存在しない上顎側切歯を中切歯よりも0.5mm上方に配列する

図29　上顎中切歯・犬歯の配列。

## 12　「簡単症例」の人工歯配列

　多くの歯科技工士は経験や勘を頼りに人工歯を配列してきたに違いない。しかし、近年BPSのように解剖学的に模型を解析することで、以前よりも確かな位置に配列できるようになってきた[62,63]。BPSの解剖学的ランドマークを配列基準とした人工歯配列法とはどのようなものであろうか？　本稿では、「簡単症例」を例にしてその概要を示す。

### ①顎堤良好なケースにおける平均的人工歯配列（上顎前歯）

　顎堤形態が良好なケースでは、切歯乳頭のほぼ中央に中切歯の人工歯の歯頸部を合わせて配列する。人工歯唇面豊隆は、切歯乳頭中央から男性が平均で約7mm、女性が約9mmの位置にくるといわれている（図29）。
　また、上顎犬歯の配列位置は、第一横口蓋襞壁から平均で約9mmの位置に唇

面豊隆を位置づけると良いと考えられている[60]。上顎側切歯は、配列するための解剖学的基準点が存在しないため、第一横口蓋襞壁のようなランドマークが存在する犬歯を先に配列し、続いて側切歯を配列する。中切歯と犬歯との間が広い場合は、大きめの側切歯を選んで配列し、逆に、スペースが狭い場合は側切歯を捻転させたり、やや内側に配列して審美を整えるとよい。

### ②３Ｄ配列用テンプレートの使い分け

目測や勘に頼った人工歯配列よりも、配列用器具を使うとより審美的に左右対称に配列が可能となる。BPSシステムに用意されている２Ｄ、あるいは３Ｄテンプレートの彎曲面を上にして前歯の水平ラインを整える。フェイスボウを用いずに模型を咬合器にマウントした場合は、スピーカーブ(the curve of Spee、前後彎曲)とウィルソンカーブ(the Curve of Wilson、側方彎曲)が付与された２Ｄテンプレートを使うと左右対称にスピーディーに配列ができる。

同じくBPSシステムに含まれるUTSフェイスボウのレジストレーションジョイントを用いてマウントした場合は、人間の顔が非対称なので模型が咬合器の真ん中に設置できない。そのような場合は、彎曲面が三次元的に変更できる３Ｄテンプレートを使うと合理的に配列ができる。

### ③下顎犬歯の配列（図30）

上顎前歯配列後、顎堤形態が良好なケースでは、前歯歯槽頂を結ぶ水平線と臼歯配列基準線の交叉する位置に左右両側犬歯を配列する。犬歯尖頭は、上顎犬歯と側切歯のコンタクト付近に設置し、人工歯の豊隆を近心は前歯部アーチに、遠心は臼歯部アーチに合わせて設定する。

### ④下顎臼歯の配列（図30）

続いて、顎堤形態が良好なケースでは、下顎の第一小臼歯→第二小臼歯→第一大臼歯→第二大臼歯の順で犬歯とレトロモラーパッド外側を結んだ基準線に則して下顎臼歯の中心窩がくるように配列する。本症例ではノーマルタイプの人工歯を用いた。上下顎の第一小臼歯の位置が決まれば、その後の流れは容易となる。最終的には、パウンドラインよりも人工歯が内側へ入らないようにすることで十分な舌の運動スペースを獲得する。

また、顎堤の臼歯部の矢状傾斜が22.5°を超える部分には人工歯を配列しないほうがよい。この場所で食品を噛むと義歯が前方に滑り出し脱離する可能性が高くなるからである。

## 臨床実践1 簡単症例・Class Iで良好な顎堤と安定した下顎位をもつ症例

### フルバランスドオクルージョン（1歯対2歯咬合）

**臼歯の頬舌側咬頭をテンプレートの彎曲面に接触させる**

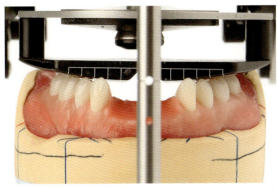

下顎両側犬歯を前歯歯槽頂を結ぶ水平線と臼歯配列基準線の交叉する位置に配列する。犬歯尖頭は、上顎犬歯と側切歯のコンタクト付近に設置し、人工歯の豊隆を近心は前歯部アーチに、遠心は臼歯部アーチに合わせて設定する。

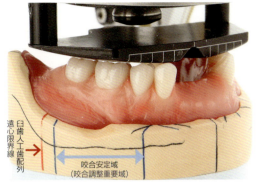

上顎前歯に続いて下顎臼歯の配列が終わったら、続いて、$\overline{4}→\overline{5}→\overline{6}→\overline{7}$の順で配列を行う。この症例では前後的顎堤長が短いので第一小臼歯をのぞいて$\overline{5}→\overline{6}→\overline{7}$の順で配列した。臼歯の頬舌側咬頭をテンプレートの彎曲面に接触させる。

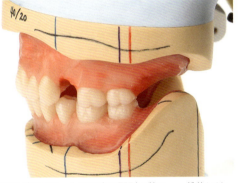

下顎臼歯配列が終了後、上顎臼歯の配列に移る。一般的には、$\overline{6}→\overline{4}→\overline{5}→\overline{7}$の順で配列を行うが、本症例では、第一小臼歯を省いているので、模型に描いた配列基準線（咬合支持域指標線）を参考に、$\overline{6}→\overline{7}→\overline{5}$の順に配列を行った。

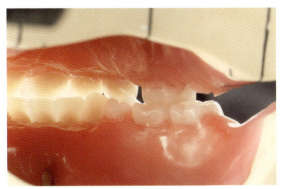

上顎第1大臼歯舌側咬頭が下顎第一大臼歯の中心窩に嵌合している。このケースではフルバランスドオクルージョンを付与することから上下顎の頬側咬頭も接触させている。

図30　簡単症例の咬合の与えかた。与える咬合接触状態は、1歯対2歯、1歯対1歯のどちらでも問題はなく、咬合様式もフルバランスドオクルージョン、あるいリンガライズドオクルージョン（舌側化咬合）のどちらでも患者満足度に差は生まれないといわれている[38]。

### ⑤上顎大臼歯の配列（図30）

　　上顎大臼歯を配列する際に第一小臼歯を1歯対2歯の咬合関係に、上顎第一、第二大臼歯を1歯対1歯の咬合関係に配列した。また、模型に描いた咬合安定域を見ながら、しっかり上下顎の咬合関係を確認する。上下の顎堤が良好なケースでは上顎義歯の落下率が低く、痛みや義歯の不適合などのほとんどのトラブルが下顎の義歯に起きることから、上顎臼歯の安定を考慮しつつ、下顎義歯の安定を優先して人工歯を配列する。

## 下顎6前歯の配列

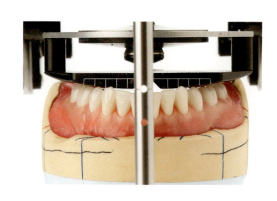

下顎6前歯は、より自然な審美を与えるために、前歯部を捻転、あるいは叢生に配列する（軽度の個性配列、Slightly Individualized tooth setup）

図31　最後に下顎6前歯を配列する。

⑥下顎前歯部の個性的配列

　そして最後に残ったスペースに $\overline{2|2}$ を配列する。今回はやや叢生にして個性を強調した（図31）。

⑦「簡単症例」の咬合の与えかた（図30）

　簡単症例に与える咬合接触状態は、1対2歯、1対1歯のどちらでも問題はなく、咬合接触様式もフルバランスドオクルージョン、あるいリンガライズドオクルージョン（舌側化咬合）のどちらでも患者満足度に差は生まれない[38]。
　また、義歯は弾性のある顎堤粘膜に乗って動きながら機能している補綴物である[83]。この点が、支台歯にセメントで接着固定するクラウン・ブリッジとは大きく異なる部分である。動きが少ない義歯は、患者にとって快適なので、この機能時の動きをできるだけ少なくする必要がある。
　咬合器上、あるいは口腔内で左右側方運動時に左右の臼歯が同時に滑走するように調整する両側性平衡咬合（Bi-lateral balanced occlusion）は、義歯の機能時の動きを減らす。また、前後運動時に、上顎前歯と臼歯を同時に滑走するように調整する咬合調整（Antero-posterior balanced occlusion）も同様に機能時の義歯の動きを減らす役割をしているので、フルバランスドオクルージョンあるいはリンガライズドオクルージョンを選択しても、この2つの平衡咬合を咬合器上で、そして口腔内で調整することが最終的に義歯を安定に導くことになる。

# 臨床実践1 簡単症例・Class Ⅰで良好な顎堤と安定した下顎位をもつ症例

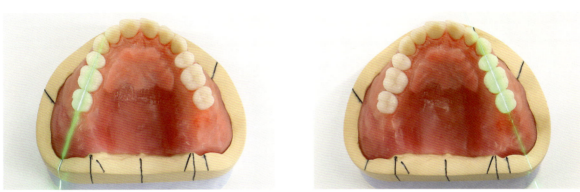

歯槽頂線(緑)と一致した上顎臼歯人工歯配列

上顎：歯槽頂に中心溝がくるように配列した。機能時の上顎義歯の揺れをかなり抑制することが可能である。

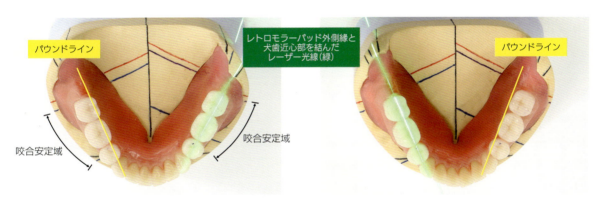

下顎：また、レトロモラーパッド舌側部と犬歯近心部を結んだパウンドラインよりも臼歯人工歯は舌側に配列されていないことにも注目してほしい。さらには、臼歯人工歯が咬合安定域に配列されていることで、義歯の動きの少ない安定した咀嚼が営まれる。

図32　人工歯配列の咬合面観。歯槽頂線(緑)と一致した上顎臼歯人工歯配列となっている。

### ⑧人工歯配列と義歯研磨面の最終調整
　ここまで基本的な義歯の配列方法について述べてきた。しかし私たちが出会う症例は、どれひとつとして同じものはないので、第一に上顎義歯の安定、そして第二に義歯の吸着を考えながら、人工歯配列位置をアレンジする必要がある(図32、34)。

### ⑨吸着に有利なワックス形成と義歯研磨面形態の付与
　義歯研磨面のワックス形成は、上下顎義歯の吸着のみならず、機能時の快適さに大きな影響を与える[64]。ここでは、基本的な研磨面形態の付与について述べる(図33)。

# Part 4

## 吸着に有利なワックス形成と義歯研磨面形態の付与

### 頰舌側の研磨面豊隆の与えかた

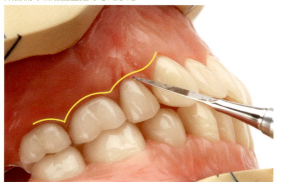

上顎犬歯から移行的に配列する小臼歯配列において、犬歯と小臼歯の歯根の長さが違うため、歯頸部の高さに差が生まれる。審美性を考慮して、犬歯の歯頸部の高さと後続する小臼歯の歯頸部の高さを揃えるために、歯根部のワックスを取り除いて、第一小臼歯部の歯冠長を長く見せる工夫を行った

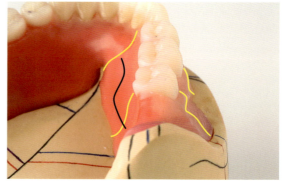

頰側研磨面には頰粘膜が乗り、封鎖が完成される。舌側は十分なスペースを付与することによって、舌の後退を防ぎ、それによって、舌側の封鎖が完成される

### 頰側の研磨面豊隆の与えかた

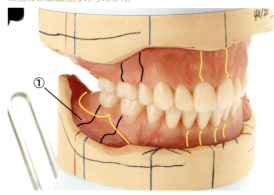

印象体を研磨面まで含めて正確に再現するため3Dスキャナーによって形態を読み取る方法が注目を集めている。いわゆるCAD/CAMデンチャーである。しかしこの方法は、日本にはまだ定着していない。したがって一般のラボで研磨面を再現するには、印象体のコアを採る方法がもっとも良い（図23、26）。
左図の①のように頬小帯から臼歯部、そしてレトロモラーパッドまでのラインを最初に描き研磨面の豊隆を形成することが大切である。
また、下顎切歯部 2|2 の研磨面は、リップサポートを確実にするためにやや凹形態にするとよい

### 舌側の研磨面豊隆の与えかた

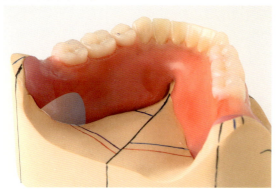

舌側の研磨面豊隆の与えかた：舌根部が義歯の研磨面をサポートできるように、凹形態を付与する。
また、舌根部舌側研磨面を凹ませることで、舌の脇腹による義歯の押さえ込み（代償性封鎖）が完成する。したがって、下顎義歯の吸着が達成しやすくなる

図33　吸着に有利なワックス形成と義歯研磨面形態の付与。

# 臨床実践 1 簡単症例・Class I で良好な顎堤と安定した下顎位をもつ症例

## 人工歯配列の完了

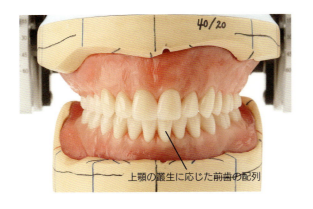

上顎の叢生に応じた前歯の配列

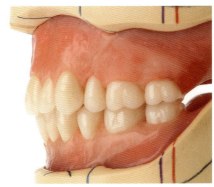

咬合平面の設定方法：顎位により咬合平面の設定基準を変更
Class I：下顎犬歯の遠心隅角とレトロモラーパッドの下縁から2/3に設定

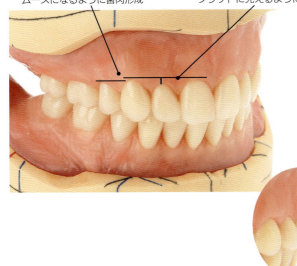

3|3 から 4|4 の流れがなるべくスムーズになるように歯肉形成

斜め側方から見たときにガルウィング形態が強調されずにフラットに見えるように歯肉形成する

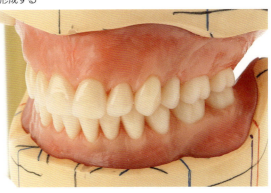

真横から見たとき、前歯部唇側にガルウィング（カモメの翼）形態に見えるように歯肉形成する

図34　人工歯配列の完了。SR-Phonares（SR フォナレス、Ivoclar Vivadent）の6前歯は、唇面の豊隆（カントゥア）がたいへん強く作られている。歯頸部付近をワックス（歯肉）で被うことで、とくに口唇部の機能低下が著しい高齢者における歯間部への食渣の停滞を防ぐことが可能となる。

　本症例では最終的に 5|5 → 5|5 → 6|6 → 7|7 → 6|6 → 7|7 の順番で配列の微調整を行った。先ほどの犬歯部の流れは、下顎犬歯の遠心偶角にテンプレートを合わせると、リンガライズドタイプの人工歯では上顎臼歯が頬側に突出したように見えることが多いため、4|4 に合わせてその後方臼歯の配列位置調整を行うようにしている。

### ⑩人工歯配列の試適とレジン重合

　ワックスデンチャー試適時のスタビライジングテストとレジン重合法は、Part 5 の Class II-2 の症例を参考にしていただきたい。

# Part 4

## 13 デンチャーカラーリング（SR Nexco 使用、図35）

　患者は、いつも自分自身を美しくそして素敵に見せたがる。デンチャーカラーリングによって審美性が向上するばかりではなく、義歯のブランド化を図ることが可能になる。本著ではコンポジット系の SR Nexco（ネクスコ、Ivoclar

### デンチャーカラーリングの手順①

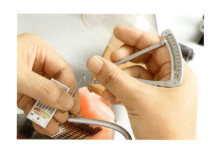
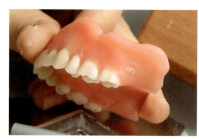

**Step 1**：技工用光重合型硬質レジン・Nexco（Ivoclar Vivadent）を築盛するためのクリアランス（1〜1.5mm）を確保する。EMESCO カーバイドバー（Emesco）の＃8 が φ1mm であるため、これを利用する。辺縁から5mm の部分は吸着義歯にとってもっとも重要な部分なので、この部分を誤って削らないように注意する。

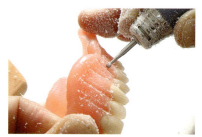
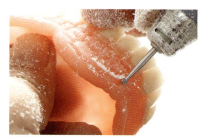
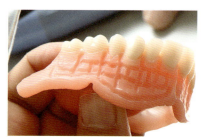

**Step 2**：ガイドグルーブの付与。これにより、カラーリングのためのレジン築盛量を均一にすることが可能

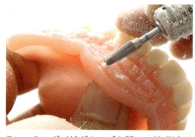
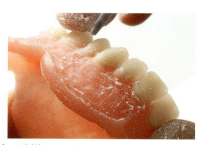
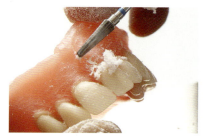

**Step 3**：ガイドグルーブを基に、築盛域のレジンを削除していく

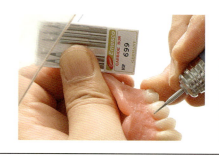
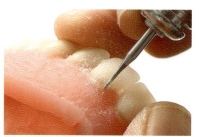

**Step 4**：EMESCO カーバイドバーHP699（Emesco）を利用して、人工歯歯頸部並びに歯間乳頭部のレジンを丁寧に除去する

図35a　デンチャーカラーリングの手順①。

## 臨床実践1 簡単症例・Class Ⅰで良好な顎堤と安定した下顎位をもつ症例

Vivadent)を用いたレジン重合後のカラーリング症例をClass Ⅰ（Part 4）、Class Ⅱ-2（Part 5）、そしてClass Ⅱ-1（Part 6）の症例で提示し、Candulorデンチャーカラーリングセット（Candulor，リンカイ）を用いたフラスコ内のカラーリング法をClass Ⅲ（Part 7）の症例で紹介する。

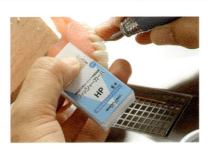
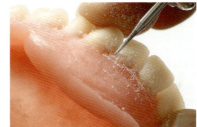

**Step 5**：引き続き、松風フィッシャーカーバHP（松風）を利用して、人工歯間（コンタクトポイント）のレジンを丁寧に除去する

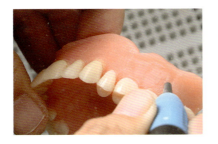
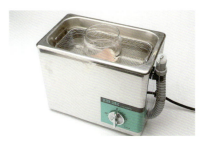

**Step 6**：アルミナサンドブラスト処理を行う（0.2MPa）

**Step 7**：超音波洗浄器で洗浄する。振動により残留しているアルミナを浮かび上がらせる。この後、スチーム洗浄を行ってダストを完全除去する

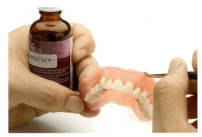
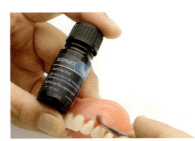
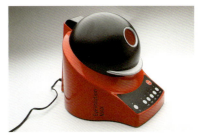

**Step 8**：コンタクトプライマー（Kulzer，クルツァージャパン）を塗布する。レジン表面を溶解することにより次図の「シグナムコネクター」との結合を強化する（＊注意点：研磨時の剥離防止のために床縁と人工歯頸部1/3まで塗布、完全揮発まで放置）

**Step 9**：プライマー材のシグナムコネクター（Kulzer，クルツァージャパン）を塗布する（＊注意点：歯間乳頭部に過剰に残らないように注意）

**Step 10**：**Step 8**と**9**の塗布を行った後、LED光重合器・Evolution Max（Dreve Dental，リンカイ）で180秒重合する。本器は熱の発生が少なく、レジン床の変形防止につながる

# Part 4

## デンチャーカラーリングの手順②

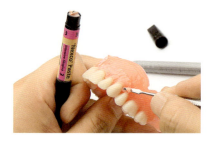
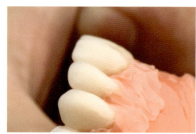

**Step11**：まず、Nexco Intensive gingiva #3で歯根豊隆部の形態を付与(注意点：犬歯豊隆を考慮)

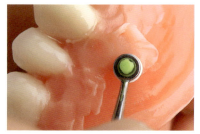
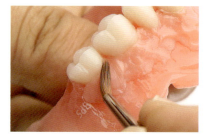

**Step12**：OptraSculpt Pad(Ivoclar Vivadent)を用い、Nexcoの圧接と気泡除去を行う

**Step13**：パイル筆No.1(松風)を用い、Nexcoと義歯床移行部を移行的に形成する(注意点：コンポジット系プライマー液は使用しない→物性の低下、Nexcoの剥離)

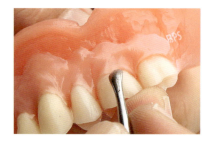
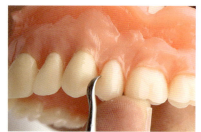

**Step14**：エバンス刀のスプーン部を使用し、歯頸ライン上にある余剰なNexcoを除去する

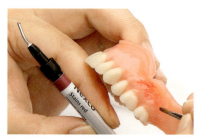
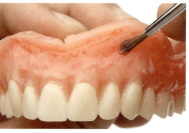
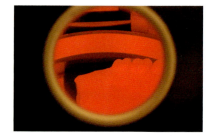

**Step15**：NEXCO Stain redで、歯槽粘膜部の歯肉頬移行部の赤みの再現を行う

**Step16**：Evolution Maxにて60秒間重合させる

図35b　デンチャーカラーリングの手順②。

# 臨床実践 1 簡単症例・Class I で良好な顎堤と安定した下顎位をもつ症例

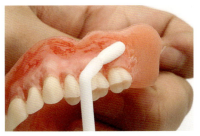

**Step17**：ディスポーザブルスポンジ（Ivoclar Vivadent）にて、重合後に表面に残った余剰な残留モノマーを拭き取る（注意点：過剰な残留モノマーは物性に悪影響）

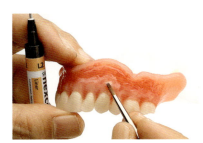

**Step18**：NEXCO Liner 2 にて、歯根豊隆の再現と強調を図る

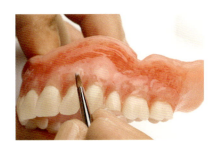
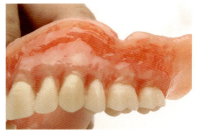

**Step19**：パイル筆 No.1 で第1層と第2層を移行的に形成（注意点：コンポジット系プライマー液は使用しない→物性の低下、Nexco の剥離）

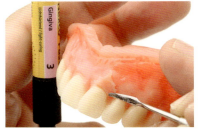
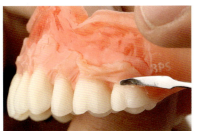

**Step20**：NEXCO Gingiva #3 にて、歯頚部歯肉の構築を行う（Nexco Intensive gingiva（第1層）の表面上に築盛）

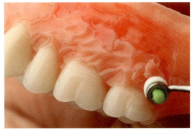

**Step21**：OptraSculpt Pad にて NEXCO Gingiva #3 の圧接と気泡除去を行う

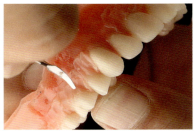
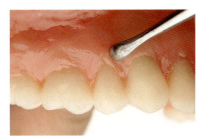

**Step22**：エバンス刀のスプーン部を使用し、歯頚ライン上にある余剰な Nexco を除去する。また、審美性を考慮した歯冠長の確保を行う

## デンチャーカラーリングの手順③

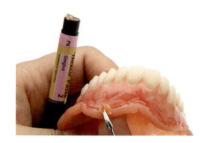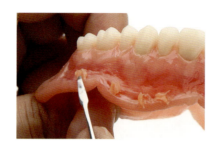

**Step23**：Nexco Gingiva 2を歯槽粘膜移行部に交互もしくはランダムに築盛

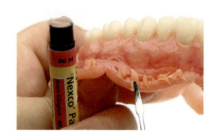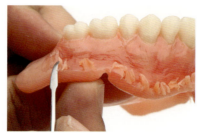

**Step24**：Nexco Basic gingiva 34を歯槽粘膜移行部に交互もしくはランダムに築盛

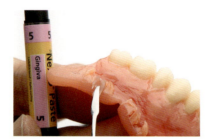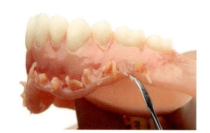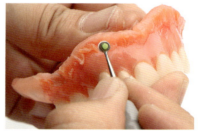

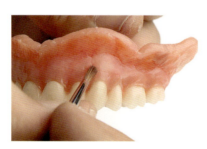

**Step25**：Nexco Gingiva 5を臼歯部歯槽粘膜移行部にアクセントとして築盛してもよい

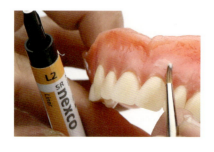

**Step26**：最終築盛調整（色調の補正）
①歯肉色が暗い場合：NEXCO Liner 2を歯頚歯肉部に追加築盛する

図35c　デンチャーカラーリングの手順③。

# 臨床実践1 簡単症例・Class Ⅰで良好な顎堤と安定した下顎位をもつ症例

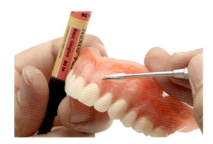
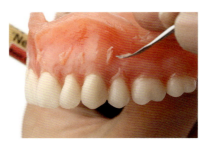
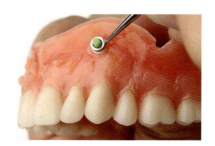
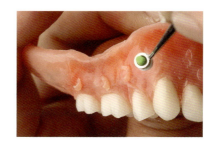

**Step27**：最終築盛調整（色調の補正）
②歯肉色が明るい場合：NEXCO Stain red（暗くなる）明暗とグラデーションを付与

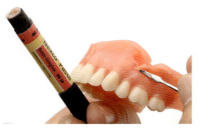
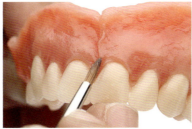
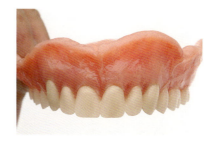

**Step28**：Nexco Basic Gingiva 34 にて小帯の形態付与

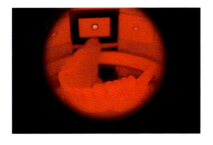
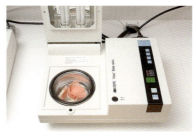

**Step29**：Evolution Max にて60秒間重合させる。
**Step30**：Visio Beta Vario（3M ESPE, スリーエムジャパン）にて真空光重合を行う（未重合層の発生抑制）。重合時間は12分

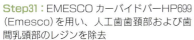
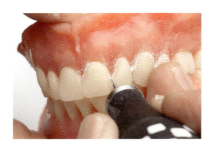
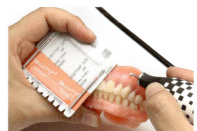

**Step31**：EMESCO カーバイドバーHP699（Emesco）を用い、人工歯歯頸部および歯間乳頭部のレジンを除去
**Step32**：Meisinger HM77MF 023HP（Meisinger，ジーシー）にて、研磨面形態の表面性状の形成

## 完成した総義歯

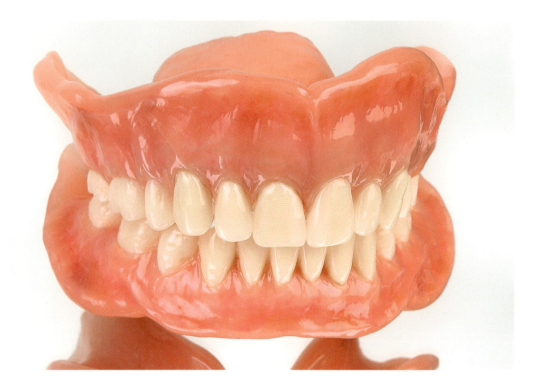
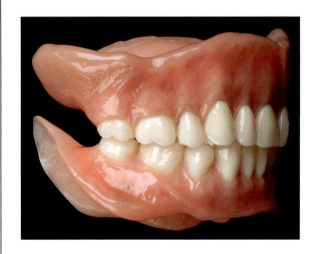
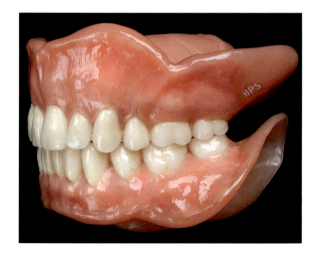

図36　完成した総義歯。

## 臨床実践1 簡単症例・Class Ⅰで良好な顎堤と安定した下顎位をもつ症例

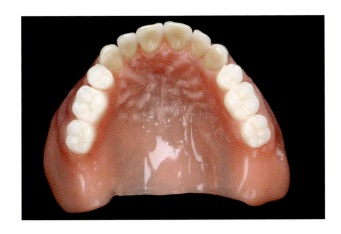
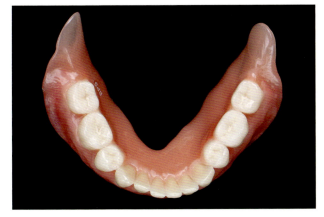
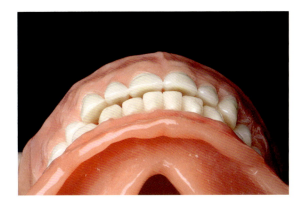
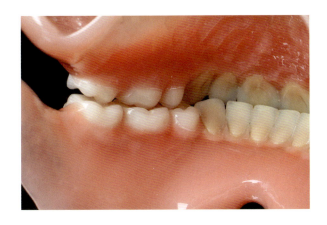
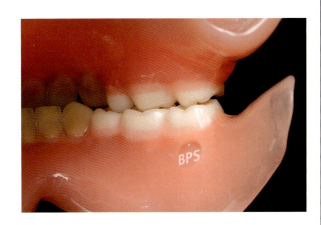

# Part 4

## 基本的な総義歯の審美の構成

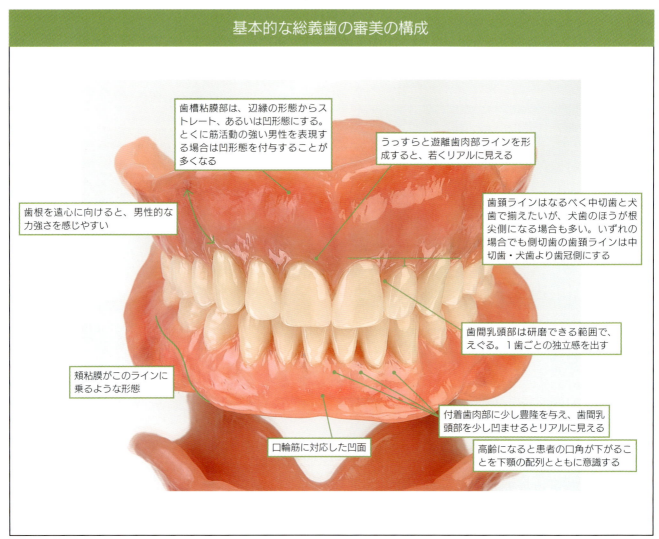

図37　基本的な総義歯の審美の構成。歯間乳頭部に関しては研磨できる範囲で可及的に凹ませ、「The 入れ歯」に見えないよう、1歯ごとの自然美の独立感を高めるよう工夫している。また、筆者の臨床で叢生を希望される患者は2、3％ほどだが、この症例では|1近心部を|1の遠心部に重ねているため、|1よりも歯頚ラインを根尖側に位置づけている。なぜなら、歯根の移動や傾斜は歯肉にも影響を与えるからである。また、|2の歯頚ラインも|2より根尖側にあるが、この部分は患者の口唇とのバランスで、症例により適宜調整している。口唇に歪みがある症例や、とくに個性的な配列が望まれる症例では、人工歯配列だけでなく歯肉形成にも気を遣うべきである。

## 14　まとめ

　Class Ⅰの顎堤形態の良い簡単な症例の臨床と、歯科技工士による義歯製作ステップを説明した。
　この項では基本的な技術を学んでいただき、まずは基礎力のアップを図ることが著者側の狙いである。正しいベーシックは技術を身に付けることで難症例に対応できる能力が養われ、それではじめて患者に提供できるようになることを読者のみなさんに伝えたい。

# Part 5

臨床実践 2

上下顎難症例・Class II -division 2
で上顎フラビーガム＆
高度の下顎顎堤吸収をもつ症例

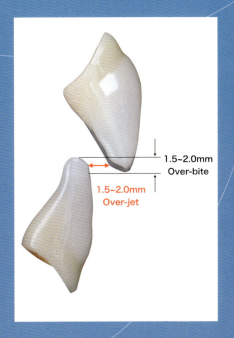

技工作業担当：岩城謙二

## 1　治療の柱

　この項では、過蓋咬合 Class Ⅱ-2（2級2類）の上下総義歯製作工程について述べる。この症例を通じて、上顎前歯フラビーガムに対する治療戦略のみならず、下顎の著しい顎堤吸収に対する印象方法や人工歯配列方法について学ぶことができる。

　達成目標は単純に定め、治療の柱を見失わないことが大切である。上顎フラビーガムに関しては、前噛み傾向を取り除き、両側臼歯部の後ろ噛みを達成することで炎症刺激を減らす。そしてメインテナンス時にもその状態を維持し続けることでフラビーガム部の炎症は徐々に消退する。下顎の顎堤吸収に対しては精度の高い印象と緻密な技工操作により吸着を達成することで患者の Quality of Life を向上させる。

## 2　初診時の状況

　患者は77歳女性、主訴は上顎義歯の落下と下顎義歯の浮き上がり、不安定な義歯による顎堤の痛みであった。

①上顎

　顎堤サイズが小さく、左右第二小臼歯間に炎症性のフラビー組織が観察され、正中口蓋前方部には、骨の隆起が認められる。☞ **（フラビーガムに対する印象方法と炎症を悪化させないメインテナンス方法が必須）**

②下顎

　著しい顎堤吸収が認められ、オトガイ孔は手指で第二小臼歯部顎堤頂で触れることができる。☞ **（精密な印象技術が必要）**

　また、レトロモラーパッド前方部には硬い線維性組織がみられず、すべて軟らかな腺組織で構成されているため、フレームカットバックトレーを使った弱圧印象でさえもレトロモラーパッドを変形させる可能性が高い。また、開閉口時のレトロモラーパッドの変化量が大きい。さらに、顎堤吸収に伴いレトロモラーパッドが前方に大きく傾斜している。☞ **（精密印象採得に入る前に個人トレーのレトロモラーパッド部の適合性を向上させる技術が必要）**

　前歯部では、オトガイ筋が顎堤頂に付着し、口腔前庭が狭い状況になっている。☞ **（前歯部義歯床縁に厚みを与え、リップサポートを強化する印象技術が必要）**

　さらに悪いことには、開口時に舌が大きく後退し、前歯部後方にはオトガイ棘が隆起している。☞ **（舌側後退に対する舌側床縁の封鎖技術が必須）**

## 臨床実践 2　上下顎難症例・Class Ⅱ -division 2 で上顎フラビーガム＆高度の下顎顎堤吸収をもつ症例

図1a、b　患者は77歳女性。顎間関係はClass Ⅱ - 2、上顎はフラビーガムの後部に隆起した骨組織がみられ、5┼5相当部に重度のフラビーガムがみられた。

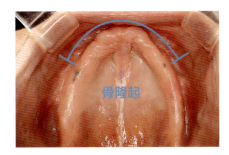
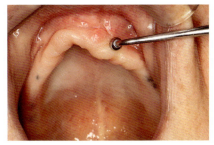

図1c　パノラマエックス線写真。強度の下顎顎堤吸収がみられる。

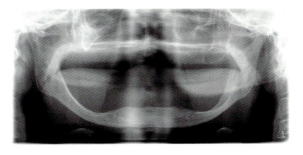

図1d　開口時の大きな舌の後退。

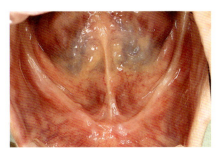

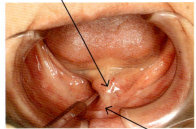
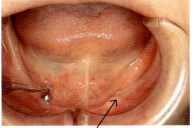
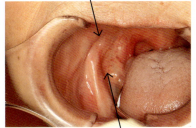

図1e　さまざまな問題が存在する下顎顎堤の状況。

後顎舌骨筋窩部においては、義歯の延長可能なスペースが存在している。

一方、咬み合わせ関係については、患者の旧義歯による習慣性咬合位と術者下顎後方誘導位には、約8mmの差があるが、顎関節の機能障害は認められない。

顎間関係は Class Ⅱ であり、過去の有歯顎時の写真から、上顎前歯が垂直に立っている Division 2（2類）である。☞**（審美と機能、そして上下の義歯の安定を阻害しない人工歯配列技術が必要）**

難症例の患者は一口腔内に、さまざまな吸着阻害因子を同時にもっていて、歯科医師や歯科技工士は、さまざまなオプショナルなテクニックを使って義歯を成功に導かなければならない。

### ③すべては、口腔内診査から始まる(Intra-Oral Examination)

表1、2に、下顎総義歯吸着診断シートを示す。歯科医師と歯科技工士の両者

## チェアサイドの視点　下顎総義歯の診査項目

| 吸着阻害因子 | 右 | | | 左 | | |
|---|---|---|---|---|---|---|
| | 良好 | 中等度 | 不良 | 良好 | 中等度 | 不良 |
| 1. 顎堤形態 | | | ☑ | | | ☑ |
| 2. 舌下ヒダ部スポンジ状組織 | | ☑ | | | ☑ | |
| 3. 後顎舌骨筋窩部の義歯延長の余裕 | ☑ | | | ☑ | | |
| 4. 梨状のレトロモラーパッド | | | ☑ | | | ☑ |

**レトロモラーパッド**（リスク1つは中等度、2つ以上は不良に ☑）

| | 右側 | 左側 |
|---|---|---|
| 1. 前方1/2に硬い線維性組織があるかどうか | （ある、少ない、ない） | （ある、少ない、ない） |
| 2. サイズ | （大きい、中、小さい） | （大きい、中、小さい） |
| 3. 傾斜角度 | （緩、中、急） | （緩、中、急） |
| 4. 開閉口時の変化量 | （小さい、中、大きい） | （小さい、中、大きい） |

| 吸着阻害因子 | | | |
|---|---|---|---|
| 5. 開口時の舌後退 | ☐正常（2cm以内） | ☐軽度後退（2〜4cm） | ☑重度後退（4cm以上） |
| 6. 顎間関係 | ☐Class I | ☑Class II | ☐Class III |
| 7. 下顎位 | ☐誘導位と習慣性咬合位が一致 | ☑誘導位と習慣性咬合位の2mm以上のズレ | ☐2mm以上のズレと不安定なタッピング位 |
| 8. 顎関節機能 | ☑正常 | ☐機能異常あり | ☐重度な機能障害（クリック音、痛み） |

その他の特記事項：
義歯装着期間、前歯部フラビーガム、下顎フラビーガム、オトガイ棘、下顎前歯部の口腔前庭の狭小、など

上顎：前歯部と小臼歯部のフラビーガムと、正中口蓋前方部に骨隆起
下顎：オトガイ棘、前歯部口腔前庭の狭小、オトガイ孔が顎堤頂に開口

- 特殊なフラビーガムに対する印象技術と炎症を悪化させないメインテナンス対策が必要（107〜111ページ）
- 下顎前歯部床縁に厚みを作る技術が必要（115、116ページ）
- オトガイ棘部の封鎖技術が必要（111〜114ページ）

精密な印象が要求される（117〜121ページ）

舌下ヒダ部の封鎖を強化する必要がある（111〜124ページ）

精密印象前に個人トレーのレトロモラーパッド部の適合性を向上させる必要がある（105ページ、図33）

舌後退時における舌側床縁を封鎖する技術が必要（111〜124ページ）

審美と機能、そして上下の義歯の安定を阻害しない人工歯配列技術が必要（128〜140ページ）

咬合挙上と下顎位の修正によって、新義歯装着後の下顎位が変位する恐れがある（リライニングが必要になる可能性あり）

表1　吸着（封鎖）は、1ヵ所でも空気が漏れる場所があれば破壊される。本表に示すような、1〜5までの解剖学的な阻害因子に2つ以上ある場合は、吸着が難しくなる（今回は不良に2つ、舌の重度後退に1つの✓が入っている）。しかし、特殊な封鎖術を加えることで吸着に至るケースも多くある。阻害因子に対してどのようにすれば封鎖が得られるのかは、112ページ以降で述べることにする。

# 臨床実践2 上下顎難症例・Class II -division 2で上顎フラビーガム＆高度の下顎顎堤吸収をもつ症例

## ラボサイドの視点　下顎総義歯の診査項目

| 吸着阻害因子 | 右 | | | 左 | | |
|---|---|---|---|---|---|---|
| | 良好 | 中等度 | 不良 | 良好 | 中等度 | 不良 |
| 1. 顎堤形態 | | | ☑ | | | ☑ |
| 2. 舌下ヒダ部スポンジ状組織 | | ☑ | | | ☑ | |
| 3. 後顎舌骨筋窩部の義歯延長の余裕 | ☑ | | | ☑ | | |
| 4. 梨状のレトロモラーパッド | | | ☑ | | | ☑ |

**レトロモラーパッド**（リスク1つは中等度、2つ以上は不良に ☑）

| | 右側 | 左側 |
|---|---|---|
| 1．前方1/2に硬い線維性組織があるかどうか | （ある、少ない、 ~~ない~~ ） | （ある、少ない、 ~~ない~~ ） |
| 2．サイズ | （大きい、 ~~中~~ 、小さい） | （大きい、 ~~中~~ 、小さい） |
| 3．傾斜角度 | （緩、中、 ~~急~~ ） | （緩、中、 ~~急~~ ） |
| 4．開閉口時の変化量 | （小さい、中、 ~~大きい~~ ） | （小さい、中、 ~~大きい~~ ） |

| 吸着阻害因子 | | | |
|---|---|---|---|
| 5．開口時の舌後退 | ☐正常（2cm以内） | ☐軽度後退（2〜4cm） | ☑重度後退（4cm以上） |
| 6．顎間関係 | ☐Class I | ☑Class II | ☐Class III |
| 7．下顎位 | ☐誘導位と習慣性咬合位が一致 | ☑誘導位と習慣性咬合位の2mm以上のズレ | ☐2mm以上のズレと不安定なタッピング位 |
| 8．顎関節機能 | ☑正常 | ☐機能異常あり | ☐重度な機能障害（クリック音、痛み） |

その他の特記事項：
義歯装着期間、前歯部フラビーガム、下顎フラビーガム、オトガイ棘、下顎前歯部の口腔前庭の狭小、など

上顎：前歯部と小臼歯部のフラビーガムと、正中口蓋前方部に骨隆起
下顎：オトガイ棘、前歯部口腔前庭の狭小、オトガイ孔が顎堤頂に開口

- フラビーガムに対する特殊な個人トレーの製作や繊細な人工歯配列と調整が必要（94〜96ページ）
- 下顎前歯部の床縁に厚みを付与したトレーが必要（97〜99ページ）
- オトガイ棘部の封鎖を考慮したトレー製作が必要（97〜99ページ）

- 適合精度の高い個人トレーが要求される（98ページ、図22）

- 舌下ヒダ部に十分な厚みを付与したトレーが必要である（92〜99ページ）

- レトロモラーパッド全体を薄く被うトレーが必要である（98ページ、図22）

- 舌下ヒダ部に十分な厚みを付与したトレーが必要である（92〜99ページ）

- 審美と機能、そして上下の義歯の安定を阻害するClass 2-division 2に合った審美と機能、そして上下の義歯の安定を阻害しない人工歯配列技術が必要（128〜140ページ）

- 人工歯交換やリライニングが必要になるかもしれないことを念頭に入れてラボワークを行う必要がある

表2　本文および表1に示した厳しい状況の中で、落下しない上顎義歯と浮き上がらない下顎吸着義歯を製作するには、ラボサイドにも本表に示したとおりさまざまな歯科技工テクニックが必要になる。

が診断結果を共有し、ともに同じ目標に向かって義歯製作を行わなければ良い結果を得ることができない。症例が難しくなればなるほど、両者による強力なコラボレーションが必須となる。

### ④コンサルテーション

術者の吸着義歯製作の経験年数や技術力、あるいは、術者の強気、弱気の性格によっても患者に対する説明は変わる。診断に基づいて、私は以下のようになるべく淡々を話をするように心がけている。

「上顎フラビーガムに対しては、開口時に落下しないように作れます。しかし、あなたの下顎は吸着に対して相当不利な状況にあるので、私の経験と力量から考えて下顎義歯の吸着率は60％です。弱い吸着でも、口を開いても浮き上がらない義歯を作ることに関しては、90％達成できるでしょう。いずれにしても、製作した義歯に満足がいかない場合は、インプラントオーバーデンチャーに移行したいと思いますが、いかがでしょうか」といった具合である。

患者の承諾が得られたので、治療を開始する。

## 3 上顎概形印象採得

### ①3種類の上顎概形印象採得法

本項では、一般的な概形印象採得法に加え、上顎前歯部にフラビーガムのあるケース、そして口蓋骨隆起のあるケースに対する上顎概形印象の採り方も併せて紹介する。

1）一般的な概形印象法

図2、および図3の左列に、一般的な概形印象法を示す。それぞれの図のように、一次印象材として軟らかめのアルジネート印象材を左右のハミュラーノッチから臼歯部頬側、そして上唇小帯に向かって注入し、最後に口蓋中央部（Vault）に印象材を置く。トレーに硬めの二次印象材を盛ったトレーを前方から後方に向かって上方に回転させて印象を採得する。

2）上顎前歯部にフラビーガムのあるケース

図3の中列に、上顎前歯部にフラビーガムのあるケースを示す。一次印象材を頬唇側部に置いた後、前歯部フラビーガムの後ろへ印象材を置く。フラビーガムの後方アンダーカット部に気泡が入るのを避けるためである。そして、最後に口蓋中央部（Vault）に印象材を置いて、二次印象材を盛ったトレーを前方から後方に向かって後上方に回転させて印象を採得する。

# 臨床実践 2　上下顎難症例・Class Ⅱ -division 2 で上顎フラビーガム＆高度の下顎顎堤吸収をもつ症例

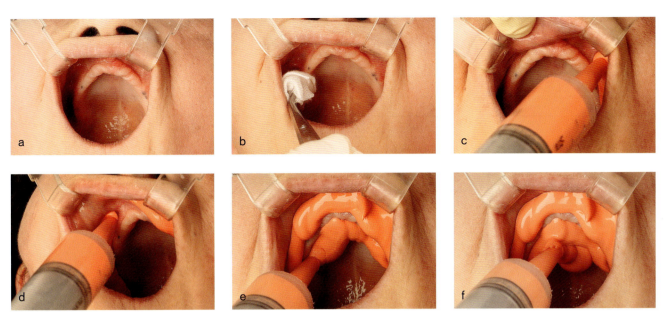

図2a〜f　口腔内の唾液をガーゼで拭き取り、流動性の高いシリンジ用アルジネートをハミュラーノッチ、上顎結節の頬側、そして前方へと流し込み、上唇小帯へ達する。反対側も同じように印象材を流し込み、上唇小帯をかならず超えるようにする。そうすることで左右のアルジネートが出会う場所に気泡が入らない。次に、フラビーガムの後ろのアンダーカット部に、さらに正中口蓋部に盛ることで、印象体に気泡が入りにくくなる。

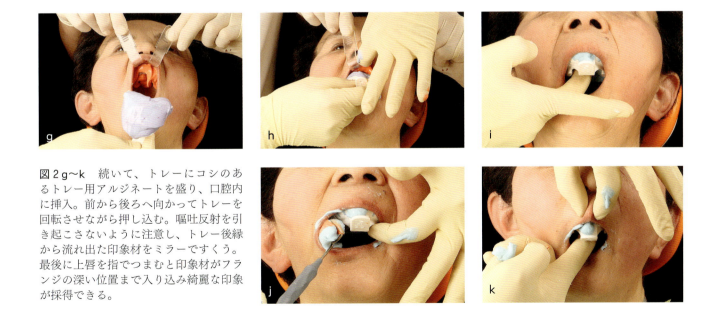

図2g〜k　続いて、トレーにコシのあるトレー用アルジネートを盛り、口腔内に挿入。前から後ろへ向かってトレーを回転させながら押し込む。嘔吐反射を引き起こさないように注意し、トレー後縁から流れ出た印象材をミラーですくう。最後に上唇を指でつまむと印象材がフランジの深い位置まで入り込み綺麗な印象が採得できる。

# Part 5

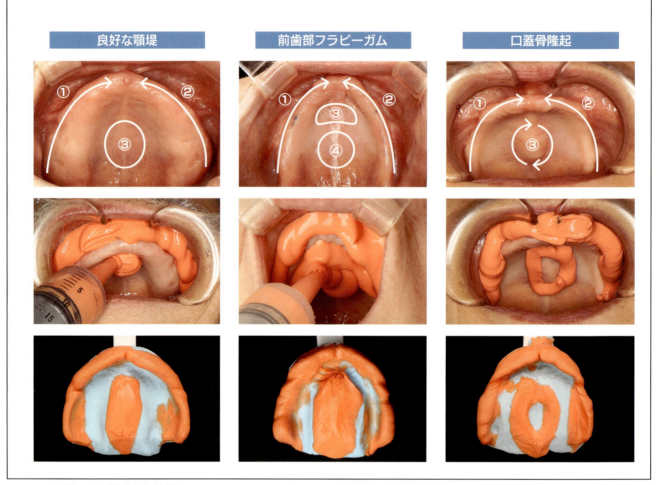

図3　3種類の上顎概形印象採得法。

3）口蓋骨隆起のあるケース

　図3の右列に、口蓋骨隆起のあるケースを示す。軟らかめのアルジネート印象材を頰唇側部に置いた後、口蓋隆起の周りに印象材を置き、二次印象材を盛ったトレーを前方から後方に向かって上方に回転させて印象を採得する。骨隆起の前後に大きな気泡が入るのを避けるためである。

②上顎個人トレーの後方部の決定

　印象体を一度口腔外に取り出し、余剰部分をハサミやナイフで取り除く。
　アーライン法にて軟口蓋が振動する帯状の部分を見つける。次に術者が鼻をつまんで患者に鼻から息を出すように命じると、硬口蓋のすぐ後ろにある軟口蓋が下垂するので、硬口蓋と軟口蓋の境界を簡単に見つけることができる（Nose-Blow Effect法）。トレーのラインはこの境界をわずかに超えた軟口蓋にペンで直接描く。印象体を図のように口腔内に戻し顎堤に圧すると印象体にラインが移

# 臨床実践2 上下顎難症例・Class Ⅱ-division 2で上顎フラビーガム＆高度の下顎顎堤吸収をもつ症例

## 個人トレーの後方部の決定

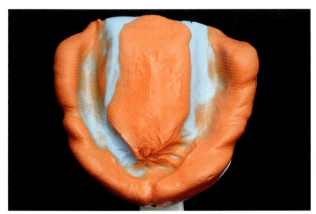
概形印象体

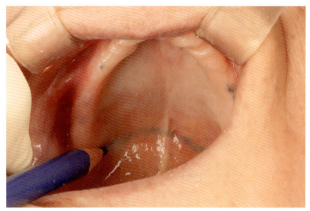
患者にアーと発音させると、軟口蓋が上昇し振動する。(A-line Method) あるいは、術者が患者の鼻をつまんで、鼻から息を吐くように命じると硬口蓋のすぐ後ろにある軟口蓋が下垂する (Nose Blow Effect)。硬口蓋と軟口蓋の境界を見つけラインをペンで印記する

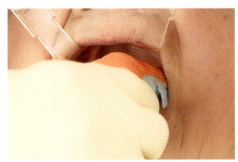
上顎に概形印象体を圧接する。印象体を口腔内に戻して圧することで、印象体にラインが複写される

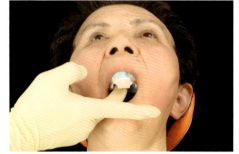

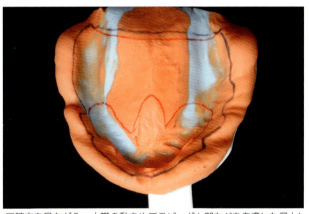
口腔内を見ながら、小帯の動きやフラビーガム部などを考慮した個人トレーのデザインを描く。石膏を注入すると、そのラインが石膏にそのまま残る

図4 個人トレーの後方部の決定法。

## Part 5

### 著しい顎堤吸収によりFCBトレーが下方に設置される場合の対策

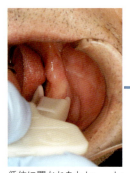
低位に置かれたトレー。レトロモラーパッドがトレー上方に孤立しているのがわかる

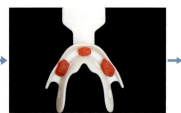
トレー内面の3つの突起部にソフトワックスを置き、トレーの高さを改善する

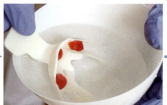
温水にてワックスを軟化し、口腔内で軽く圧して高さを調整する

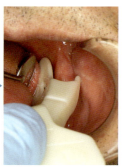
トレー内面の3ヵ所にワックスを置くことによってトレーをレトロモラーパッドとほぼ同じ高さに改善

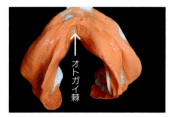

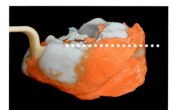
レトロモラーパッドがトレーと同じ高さにくるのが理想的

図5　顎堤吸収が著しい症例では、トレーがレトロモラーパッドよりもはるかに低い位置に設置されることがある。孤立した印象材は石膏の重みによって容易に変形する。そのようなケースでは、トレー内面の3つの突起部にソフトワックスを盛り、口腔内に挿入して、レトロモラーパッドとトレーの高さがほぼ同じ高さになるように調整する。

る。そして、口腔外に取り出してラインを上書きすると模型にラインがそのまま印記される（図4）。

## 4　下顎概形印象採得とフレームカットバックトレー

　難症例におけるフレームカットバック（FCB）トレー印象法も、簡単症例で述べた印象法と同様の手順で行う。つねに同じテクニックで印象することは、印象の簡単化に繋がる。

　著しい顎堤吸収、そして前歯部の義歯床の収まるサルカスが浅いケース、あるいは後顎舌骨筋窩が浅く義歯の延長が難しいケースでは、フレームカットバックトレーをそのまま使っても概形印象はうまく採得できないことも多い。ここでは、さまざまなケースに対し上手に概形印象を採るための、フレームカットバックト

# 臨床実践2 上下顎難症例・Class Ⅱ-division 2で上顎フラビーガム&高度の下顎顎堤吸収をもつ症例

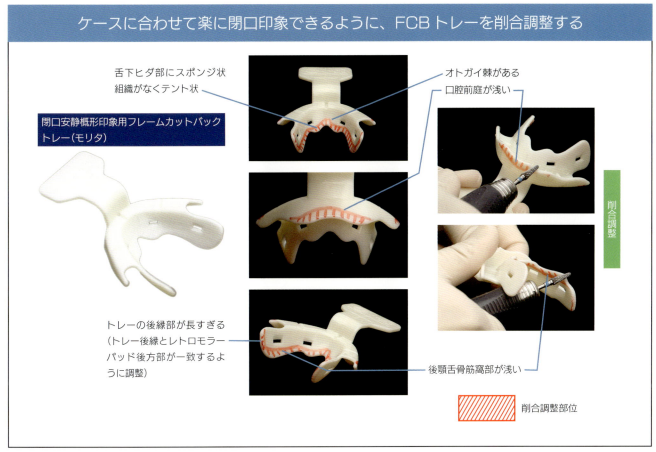

図6　トレーの試適（トレーの大きさと長さの調整）時、トレー後縁が長すぎると患者はトレーを前に押し、吐き出そうとする。オトガイ棘にトレー舌側がぶつかる、また前歯部の顎堤吸収が著しく、オトガイ筋が顎堤頂に付着するケースでは、フレームが長すぎて、患者が楽に閉口できない。上記のケースでは、試適時にトレーを削合し、閉口印象がスムーズに行われるように調整する必要がある。

レーの調整法を紹介する。

まず、トレーの試適時にトレー後縁が長すぎると、患者は舌をトレーを前に押し、吐き出そうとする。トレーの後縁の長さをレトロモラーパッド後縁の長さと一致させる。

### ①顎堤吸収が著しいケース

顎堤吸収が著しい症例では、トレーがレトロモラーパッドよりもはるかに低い位置に設置されることがある。採得されたレトロモラーパッド部の印象はフレームによる支えのないアルジネート印象材が遊離し、石膏を注入すると大きく印象体が変形してしまう。そのようなケースでは、トレー内面の3つの突起部にソフトワックスを盛り、口腔内に挿入して、レトロモラーパッドとトレーの高さがほぼ同じ高さになるように調整し（図5）、印象採得を行う。また、トレーの舌側の長さも患者が閉口時に素直にトレーの柄をくわえられるように削合調整する（図6）。

### FCBトレーで前歯部前庭が狭く、唇側の印象が薄くなる場合の対策

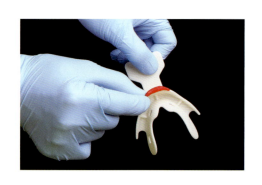 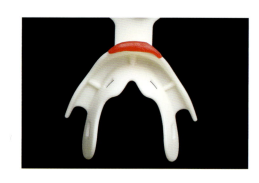

図7 前歯部の口腔前庭が狭小のケースや、下口唇でトレーを強く押し上げるタイプの患者では、この部位の印象が薄くなりやすい。この問題を解決するために、トレー前歯部辺縁にソフトワックスを盛り、トレーに厚みを作っておくと十分に厚みのある概形印象が採得できる。

### ②口腔前庭が浅く狭いケース

　このようなケースにもかかわらず、前歯部フレームの長さを調整しないで閉口させると、浅い口腔前庭部にトレーが押し上げられた状態で印象を採得せざるを得なくなる。素直な閉口状態で印象を採るためにはまず、トレーの唇側辺縁を削って短くする必要がある。また、このようなケースやClass Ⅲのケースでよくみられるような下口唇でトレーを跳ね上げるタイプの患者では、この部位の印象が薄くなりやすい。この問題を解決する目的で、トレー前歯部辺縁にソフトワックスを盛っておくと下顎前歯部唇側辺縁の十分に厚みのある概形印象が採得できる（図6）。

### ③オトガイ棘が存在するケース

　下顎前歯部の顎堤吸収が重度になると下顎前歯顎堤部の舌側に骨の隆起が現れてくる。これをオトガイ棘という。オトガイ棘が存在するケースではトレーがこの突出部にぶつかってしまう。このような場合はトレーのオトガイ棘に相当する部位を除去することが望ましい（図7）。

### ④後顎舌骨筋窩部が比較的浅いケース

　このようなケースも同様に後顎舌骨筋窩部の深さに合わせてトレーの長さを削合調整する（図7）。

　本項で示すClass Ⅱ-division 2のケースは、上記のすべてが該当する稀なケースである。

　顎堤吸収が著しい難症例ケースでも、基本的なフレームカットバックトレー印象法を手順どおりに行う（図8、9）。採得された概形印象体を図10に示す。

# 臨床実践2 上下顎難症例・Class Ⅱ-division 2で上顎フラビーガム＆高度の下顎顎堤吸収をもつ症例

## 概形印象の手順①

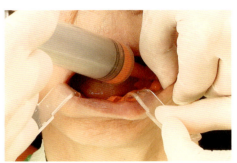

Step 1：流動性の高いシリンジ用アルジネート印象材を左側レトロモラーパッド舌側→舌側中央→右側レトロモラーパッド→頰棚→前歯唇側部→左側頰棚→スタート地点のレトロモラーパッドをかならず越えて連続的に注入する

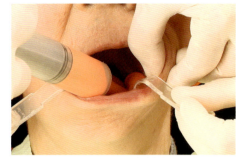

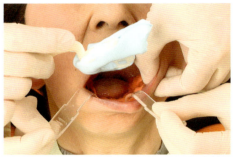

Step 2：次に、左指を使って患者の下口唇を左斜め前に引き、目でしっかりと前歯部顎堤を捉えて、トレーの設置位置を確認する（この作業は、歯がない無歯顎者の顎堤にトレーを置く上で、手技の中でもっとも大切である）。トレー用アルジネートを盛ったフレームカットバックトレーのハンドルを右手でしっかり持つ。トレーを回転させながら口腔内に挿入する（トレーを真っ直ぐ入れようとすると、トレー頰側が口角にぶつかり、トレーがうまく挿入できなくなる）

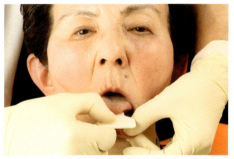

Step 3：トレーを設置後、患者に舌を前に出すように指示する。（舌下ヒダ部や後顎舌骨筋窩にある軟らかいスポンジ状の組織が、トレーに挟まることなく、トレー上部に持ち上がる）

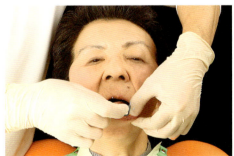

Step 4：舌を楽な位置に戻させ、そのままの状態で約5〜7秒間待つ（舌がリラックスするまで5秒以上かかる）

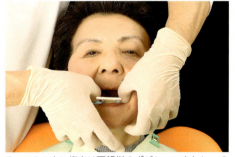

Step 5：次に術者は両親指のポジションをトレーの臼歯部に変え、下方へ軽くトレーを圧する。（FCBトレーにはレトロモラーパッド上部のフレームがないため、下方へ沈み込みやすいのでトレーを強く圧する必要はない）

図8a　概形印象の手順。概形印象の目的は、レトロモラーパッド上部と頰棚部のフレームを取り除いたFCBトレーにより、レトロモラーパッド周囲の変形を避けて、下顎安静状態の状態をアルジネート印象材で印象採得することにある（次ページに続く）。

## 概形印象の手順②

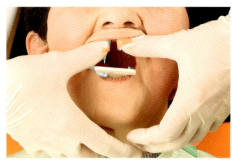

Step 6：続いて、両親指で上口唇を持ち上げ、下顎安静位の高径まで患者に口をゆっくりと閉じるように命じ、トレーのハンドルを唇で咥えさせる（閉口しすぎないように注意する。過度な閉口により上顎結節がレトロモラーパッドを圧し、変形させてしまうからである）

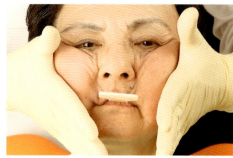

最後に、術者が手のひらを使って患者の頬をマッサージする（頬棚部に過剰な印象材が溜まらないようにするための方法）

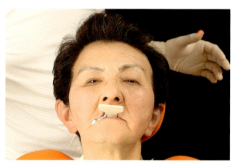

安静位で印象材の硬化を待つ。

図 8 b　概形印象の手順（前ページより続く）。

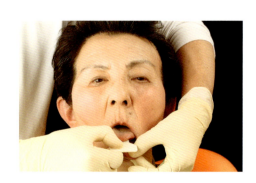

図 9　術者の立ち位置：術者はいつも患者の右斜め後ろに立って印象を行う。患者は術者が作業しやすい斜め60°にチェアーの背板を倒しておく。背板をアップライトポジションにすると術者の無理な姿勢が印象エラーを引き起こすことになる。術者がもっとも作業しやすい位置で、概形印象、セントリックトレーバイト、精密印象採得を行うことで良い印象体が得られる。

## 臨床実践2 上下顎難症例・Class Ⅱ -division 2 で上顎フラビーガム＆高度の下顎顎堤吸収をもつ症例

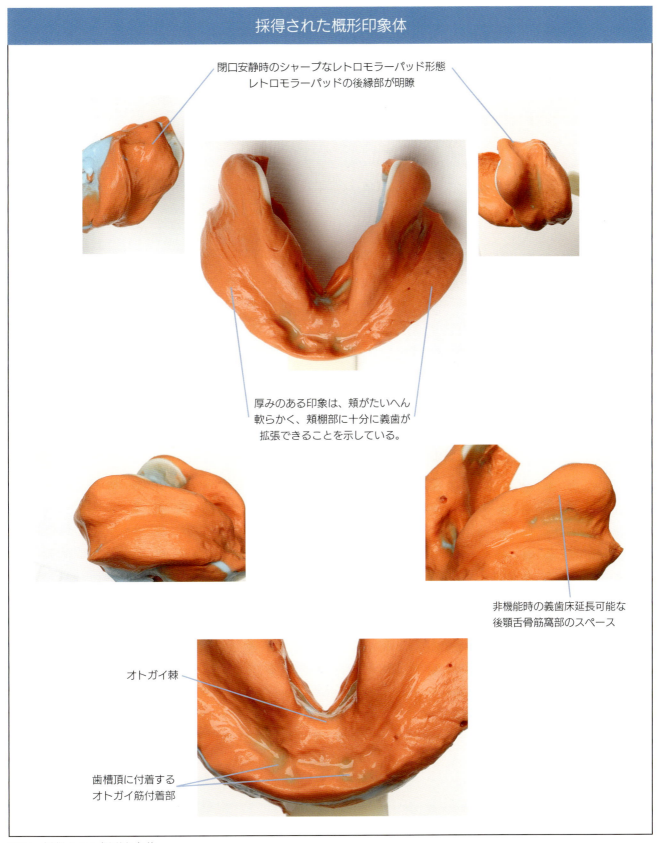

図10　採得された概形印象体。

## シリコーンパテとアルジネート（ヘビーボディタイプ）の使い分け

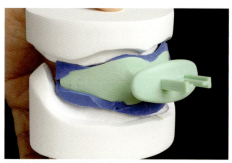

**簡単症例**：顎堤形態の良好なケースでは、シリコーンパテを選択することで、ラボサイドの概形印象模型の製作とマウンティング作業を余裕をもって行うことができる

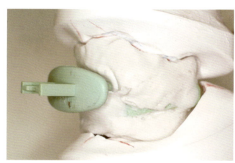

**難症例**：フラビーガムのケースは、アルジネート（ヘビーボディタイプ）を選択する。Ivoclar Vivadent社のAccu Gelは、湿箱に入れておけば24時間印象体の変形を抑制できる。しかし、他社の印象材を用いた場合は、模型製作やマウンティング作業を歯科技工士に急がせることになる

図11　シリコーンパテとアルジネート（ヘビーボディタイプ）の使い分け。

## 5　セントリックトレーによる簡易咬合採得（Professional Technique）

　本項では、一般的なセントリックトレー簡易咬合採得法に加え、上顎前歯部にフラビーガムのあるケースや顎堤吸収の著しい場合のアドバンスな咬合採得法も併せて紹介する。

### ①上顎フラビーガムのケース（アルジネート、ヘビーボディタイプの印象材を使用）

　セントリックトレーによる術者の手つきや手順は、簡単症例と同じ方法で行う。
　しかし、簡単症例で紹介したように、シリコーンパテを使って咬合採得を行うと、印象材の硬さによってフラビーガム部が完全に変形する。その結果、アルジネート印象材を用いて採得した概形印象模型と、このバイト体がまったく適合しないという事態に陥る。
　このような失敗を避けるために、フラビーガムなどの可動組織が多いケースでは、アルジネート印象材のヘビーボディタイプ（AccuDent XD Tray Gel, Ivoclar Vivadent社）、あるいは、水の量を減らして固めに練った他社のアルジネート印象材を使うことを推奨している（図11）。この症例のように下顎顎堤吸収が著しいケースにおいて、通法では下顎の顎堤印象がクリアに採得できないことが多い（図12）。

## 臨床実践 2　上下顎難症例・Class Ⅱ -division 2 で上顎フラビーガム＆高度の下顎顎堤吸収をもつ症例

### セントリックトレーを用いたフラビーガム印象テクニック（アルジネート、ヘビーボディタイプ使用）

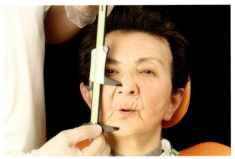

Step 1：安静位空隙や Air-blow 法を用いて適正と思われる咬合高径を計測し、約 3 mm 減らした数字を記録する

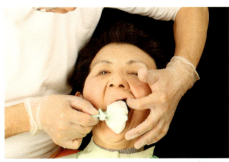

Step 2：トレーの上下にヘビーボディタイプのアルジネート印象材を盛る

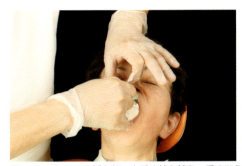
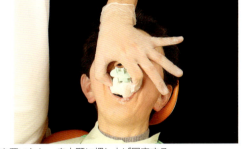

Step 3：トレーを挿入後、左手に持ち替え、手のひらで顔を覆いトレーを上顎に押し上げ固定する

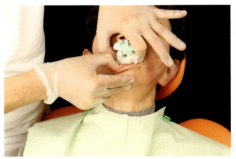
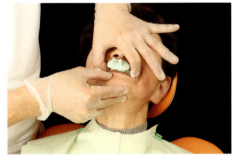

Step 4：その後、下顎を後方に誘導しながら咬合を命じ、印象材の中に下顎顎堤が入るように下顎を後方誘導する

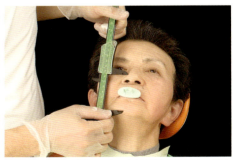

Step 5：最初に測っておいた適正咬合高径まで噛ませる

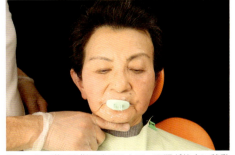

Step 6：嚥下を指示することで、下顎が後方に移動する。この高さで印象材の硬化を待つ

図12　セントリックトレーを用いたフラビーガム印象テクニック。

## 著しく吸収した顎堤に対し鮮明なバイトを採得するリカバリーテクニック

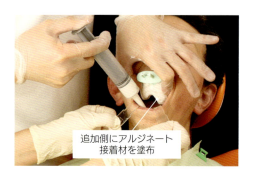
追加側にアルジネート接着材を塗布

Step 1：一度、口から印象体を出して、下顎の印象体の状態を確認する。印象面がクリアーでない場合は、水の量を増やして練った同じタイプの印象材をシリンジを使って、再度、口腔内に注入する。印象体を口腔内に戻して咬ませた後、嚥下させる。この方法により、鮮明な印象面が獲得できる

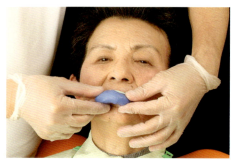
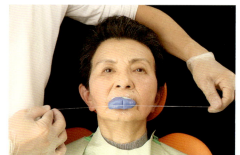

Step 2：硬化後、ハンドルにパテを置き、水平線と正中線を記入。このラインは、咬合器マウンティング時のガイドとなる

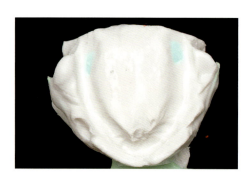
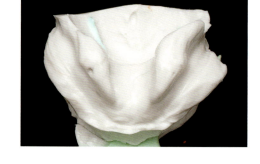

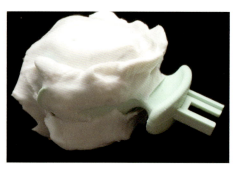

Step 3：上下顎堤が鮮明に印象されたセントリックトレー簡易咬合採得のバイト体

図13　著しく吸収した顎堤に対し、鮮明にセントリックトレーによるバイトを採得する方法。

# 臨床実践2 上下顎難症例・Class Ⅱ -division 2で上顎フラビーガム&高度の下顎顎堤吸収をもつ症例

　印象がクリアでない場合は、水の量を増やして練った同じタイプの印象材を、シリンジを使って再度口腔内に注入する。アルジネート用接着材を塗布した印象体を口腔内に戻して咬ませた後、嚥下させる。顎堤粘膜を加圧することでより鮮明な印象面が獲得できる（**図13**）。

　追加した印象材によるわずかな咬合高径の変化は、個人トレーを作る際に大きな影響はない。

　最終的な咬合高径は、精密印象後のピントレーシング（ゴシックアーチ描記）前に決定されるからである。

### ②上顎顎堤形態は良好だが、下顎の顎堤吸収が著しいケース

　このようなケースでは、一般的にシリコーンパテを使うことを推奨している。不良な下顎顎堤が影響して下顎印象面が鮮明に採得できない場合は、硬化したシリコーンパテ印象体を一度口腔内から出して、下顎の印象面が不鮮明であることを確認後、①と同様の方法で下顎粘膜面にモノフェーズ Monophase（ヘビーボディタイプとライトボディーの中間の流動性をもつシリコーン印象材）を注入し、印象体を口腔内に戻して咬ませた後、嚥下動作をさせることで鮮明な印象面を得ることが可能となる。

### ③ Class Ⅲで下顎顎堤吸収の著しく、上顎フラビーガムのケース

　上下顎を同時に印象採得する方法以外に、上下顎の顎堤を別々にセントリックトレーを使って印象採得する方法[45]も紹介する（**図14**）。

　　　1）セントリックトレーにパーシャルデンチャー用のサポートウィングを装着する。
　　　2）顎堤に印象圧をかけやすいように、シリコーンパテで中央に板状のプレートを形成する[45]。
　　　3）硬化後、片面にシリコーンパテをアーチ状に置き、口腔内に挿入して圧をかけて、まず先に下顎面を印象採得する。
　　　4）硬化後、もう一方の面にアルジネート接着材を塗る。フラビーガムによる変形を避ける材料としてアルジネート印象材のヘビーボディタイプを選択し、口腔内に挿入して適正な咬合高径の状態まで咬ませて嚥下させ、上顎の印象を採得する。

### ④ワンステップ、製作工程を増やす方法

　重度の Class Ⅱや Class Ⅲでの上下一塊での咬合採得は、セントリックトレーの口腔内でのポジショニングがとても難しくなる。しばしばトレーの鋭い辺縁が顎堤に直接当たることで患者に不快な痛みを与えることもある。しかし多くの場合、たとえ難症例でも上記の方法を組み合わせることで、正しい上下の顎間関係ができるようになる。

# Part 5

## 上下顎の顎堤を別々にセントリックトレーを使って印象採得する方法 Class III 上顎フラビーガムのケース（Part 7 参照）

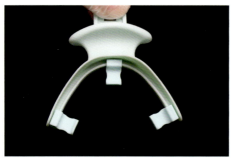

Step 1：セントリックトレーにパーシャルデンチャー用のサポートウィングを装着する

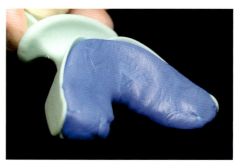

Step 2：シリコーンパテで中央に板状のプレートを形成する[46]。

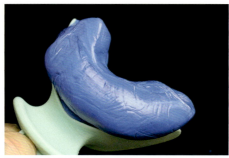

Step 3：硬化後、片面にシリコーンパテをアーチ状に置き、口腔内に挿入して圧をかけて、まず先に顎堤形態の不良な下顎面を印象する

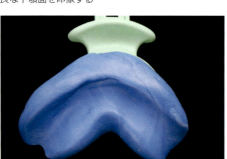

Step 4：鮮明な下顎顎堤の印象

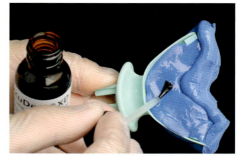

Step 5：硬化後、もう一方の面にアルジネート接着材を塗る

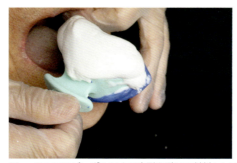

Step 6：フラビーガムによる変形を避ける材料としてアルジネート（ヘビーボディタイプ）を選択し、口腔内に挿入して適正な咬合高径の状態まで咬ませ嚥下をさせて上顎の印象を採得する

図14　上下顎の顎堤を別々にセントリックトレーを使って印象採得する方法。

# 臨床実践2 上下顎難症例・Class Ⅱ-division 2で上顎フラビーガム＆高度の下顎顎堤吸収をもつ症例

顎間関係の違いに合わせたホリゾンタルガイドによる咬合平面の設定

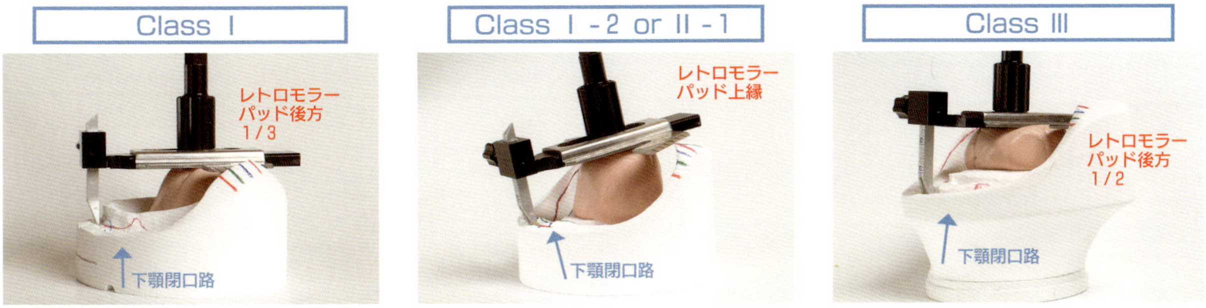

Class Ⅰ / Class Ⅰ-2 or Ⅱ-1 / Class Ⅲ

図15 模型が咬合器に、顎間関係の違いに合わせた咬合平面に沿ってマウントされる。

一方、この簡易咬合採得法に自信をもてない読者は、工程をワンステップ増やすとよい。採得したセントリックトレーのバイトを基にろう堤を製作し、咬合採得をして模型をリマウントした後に、ナソメーターM付きの精密印象用の個人トレーの製作に移行するのも一手である。咬合は吸着の要であるため、慎重に採得するに越したことはない。

## 6 マウンティング

模型をフリーハンドで咬合器にマウントすると、咬合平面が斜めになったり、上方、下方、あるいは前方に模型が付着してしまったりといった具合に、正しくマウントされないことが多い。そのようなエラーを可能な限り少なくしたいとだれもが願っているはずである。

とくに、吸着機能印象を行う際に閉口印象用個人トレーの咬合平面の大きな傾きや上下顎トレーのズレがあると、予定した圧が顎堤に均等に伝わらない状態で印象が採得されてしまうため、惨憺たる結果に終わる。

これらのエラーを防ぐ目的で、BPSではホリゾンタルガイド（Horizontal Guide）を推奨している（図15）。

### ①ホリゾンタルガイド（Horizontal Guide）によるマウンティング

ホリゾンタルガイドは、印象模型を咬合の中央にマウントするための道具である。実際には、ホリゾンタルガイドのウィングが咬合平面の代役をしている。こ

のウィングは前後にスライド可能で、Class Ⅰでは、左右レトロモラーパッド後方1/3の高さに設定するとウィングと仮想咬合平面（カンペルライン）が平行になると考えられている。

　一方、左右のレトロモラーパッドの高さが異なる場合があり、模型上で設定した咬合平面が前後左右に傾斜してしまう場合がある。このエラーを防ぐためには、セントリックトレーでバイトを採る時に、そのトレーのハンドルにシリコーンパテを置き、患者の実際の水平線と正中線を記録しておく。この記録によって、設定する咬合平面の補正が模型上で可能となる。このシリコーンパテによる記録は、ホリゾンタルガイドを持っていない歯科医師や歯科技工士にも役立ち、この記録によって、ホリゾンタルガイドなしでも咬合器のほぼ中央に上下模型をマウンティングすることが可能となる。

　このシリコーンパテは着脱自由である。左右レトロモラーパッドの高さが異なる時は高位側のレトロモラーパッドを採用して咬合平面をウィングで設定する。

② Class Ⅰ、Ⅱ、Ⅲに合わせたホリゾンタルガイドによる咬合平面の決定

　Class Ⅰの咬合平面はカンペルラインにほぼ平行に、Class Ⅱはレトロモラーパッド上縁に向かって、そして Class Ⅲは、レトロモラーパッド1/2に向かう。下顎の閉口路の違いによって、力を受け止める「上顎の咬合面」の角度が変わるからである（**図15**）。この方法により、次のステップで閉口印象用個人トレーが完成する。ナソメーターMで製作する方法とろう堤で製作する方法の2通りがある（**図16**）。

## 7　個人トレーの設計と製作（Professional）

### ①上顎の個人トレーの設計線

　本症例のように、著しい顎堤吸収ならびに炎症性フラビーガムの症例では、切歯乳頭の位置が正中から大きくズレた位置にあることが多いため、解剖学的なランドマークとして利用することができない。このようなケースでは正中線の指標として、正中口蓋縫合や口蓋小窩2点の中点を採用するか、あるいは、口蓋小窩が明視できないケースでは、左右上顎結節間距離の中間点を後方正中基準点として採用する。

　また、臼歯部に関し、簡単症例では歯肉頬移行部の機能時の動きを考慮し、小帯を十分に避けながら、歯肉頬移行部の最深部からおよそ2mm上方に個人トレー設計線を描記したが、顎堤吸収が顕著な難症例では、歯肉頬移行部の1mm上方もしくは最深部にトレーの設計線を描くことが望ましい。前歯部においても、難症例では前歯部も同様に1mm上方、もしくは最深部に設計線を描く。欠損組織量が大きい分、義歯床縁の辺縁形態に厚みを与え、大量に失われた組織を義歯

# 臨床実践2 上下顎難症例・Class Ⅱ-division 2 で上顎フラビーガム＆高度の下顎顎堤吸収をもつ症例

## ホリゾンタルガイドによる咬合平面の設定とマウンティング

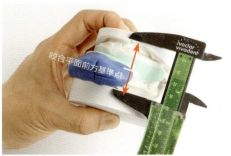

Step 1：上下顎模型の正中小帯の脇にボーダー最深部までのグルーブをバーで掘り、上下顎間距離を計測する。計測値の半分の値が咬合平面の前方基準点となる

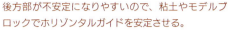

後方部が不安定になりやすいので、粘土やモデルブロックでホリゾンタルガイドを安定させる。

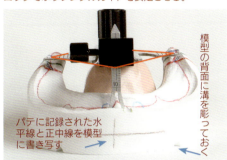

Step 2：咬合平面の後方基準点はレトロモラーパッド部である。パテで記録した実際の水平線と正中を模型に記録し、左右のレトロモラーパッドの高低差によって起こりうる咬合平面設定のエラーを補正する。

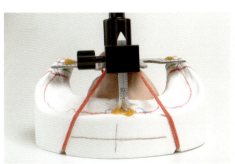

Step 3：あらかじめ模型の裏側に掘っておいた溝に輪ゴム（ラバーバンド）を掛け、模型とホリゾンタルガイドをスティッキーワックスで固定する

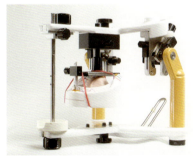

Step 4：マウンティングキャリアーをストラトス咬合器に固定する。ホリゾンタルガイドの固定ピンをキャリアーにしっかり入れ、ネジを回して固定し、下顎模型をマウントする。次に、上下模型にセントリックトレーバイトを咬ませて上顎模型をマウントする

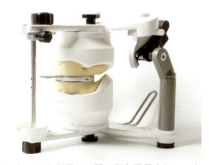

ナソメーターMを併用して閉口印象用個人トレーを完成させた状態。

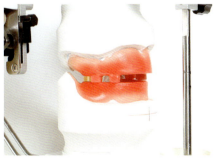

ろう堤を併用して閉口印象用個人トレーを完成させた状態。

図16　ホリゾンタルガイドによる咬合平面の設定とマウンティング。

### 上顎顎堤吸収症例における個人トレーのデザイン

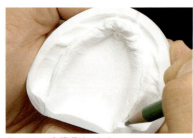
Step 1：歯槽頂線を記入

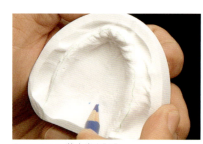
Step 2：口蓋小窩を記入

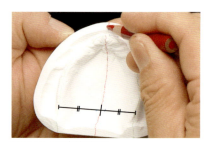
Step 3：正中線を記入

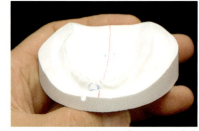
Step 4：正中から大きくズレている切歯乳頭の位置異常

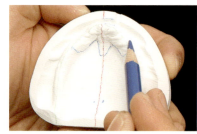
Step 5：ワックスでリリーフするためのフラビーガム部の記入

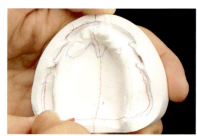
Step 6：本症例では、前歯ボーダーは最深部、そして臼歯部では最深部から1mm上方にトレーラインを設定

図17　顎間関係の違いに合わせたホリゾンタルガイドによる咬合平面の設定。

で回復する必要がある。結果、辺縁に厚みのあるトレーが製作されることとなる（図17）。

### ②炎症性のフラビーガムの改善を考慮した上顎個人トレー

　上顎前歯部の炎症性フラビーガムは、習慣性の前噛みによって上顎義歯が前上方へと突き上げられた結果生じたものである。こうした症例では、上下義歯が噛み合うと、下顎体が義歯ごと上前方に回転移動する[65, 66]。その結果、口蓋後方部の封鎖が破壊され、上顎義歯は落下する。前著に掲載したケリーのコンビネーションシンドローム（Kelly Combination Syndrome[67]）に代表される下顎前歯だけが残存した上顎シングルデンチャーの症例がフラビーガムの症例としてはもっとも顕著なケースであるが、本著では、上下無歯顎者についてのフラビーガムに限定して述べる。

　まず第一に、上顎前歯部の顎堤の咬合刺激を可能なかぎり減らす必要がある。そのためには、硬口蓋を含めた可及的に広い臼歯部床面積を耐圧組織として利用する。そこで、通常はワックスでリリーフする被圧変位性に乏しい硬口蓋の中央

## 臨床実践2 上下顎難症例・Class II -division 2 で上顎フラビーガム＆高度の下顎顎堤吸収をもつ症例

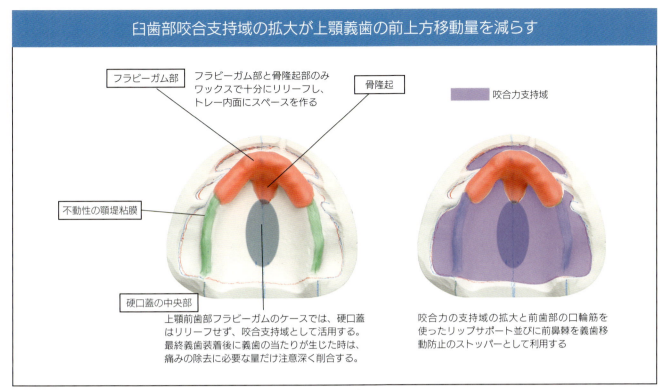

臼歯部咬合支持域の拡大が上顎義歯の前上方移動量を減らす

図18　炎症性のフラビーガムの改善を考慮した上顎個人トレーの設計。

部も積極的に咬合支持領域として活用するために、硬口蓋部をリリーフせずに個人トレーを製作する。

　また、個人トレー前歯部辺縁に十分な厚みを付与することで義歯が前上方にシフトする量を減らす工夫も大切である。厚く形成された前歯部のボーダーは口輪筋に支えられると同時に、前鼻棘がストッパーとなって義歯の上前方への変位を食い止める（図18、19）。

　最終義歯装着後は、上下前歯の接触はかならず避けるように約1.5～2mmのオーバージェットを与え、定期的に咬合調整する。この状態を保つことで、フラビーガム部への過剰な刺激を減らす。この長期的治療法によって、フラビー部の炎症は徐々に消退し、浮腫性の歯肉が線維性の歯肉に変化していく。

### ③下顎義歯吸着用の個人トレーの設計

　下顎フレームカットバックトレーを用いた概形印象採得から始まる個人トレーの製作は、完成した下顎総義歯を顎堤に吸着させるためのもっとも重要なラボワークである。これより先の印象採得は患者の機能運動によって行われるため、この個人トレーをいかにうまく製作できるか否かが、成功の分かれ道となる[68-70]（図20）。

## Part 5

### フラビーガム症例における上顎個人トレーへの仕掛け

☞顎堤形態が良いほど、トレーの床縁は薄くなり、顎堤吸収が進行しているケースほど、トレーの辺縁は厚くなる。
失われた組織量に合わせたトレーへの厚みの与えかたが重要である。

**簡単症例** / **難症例**

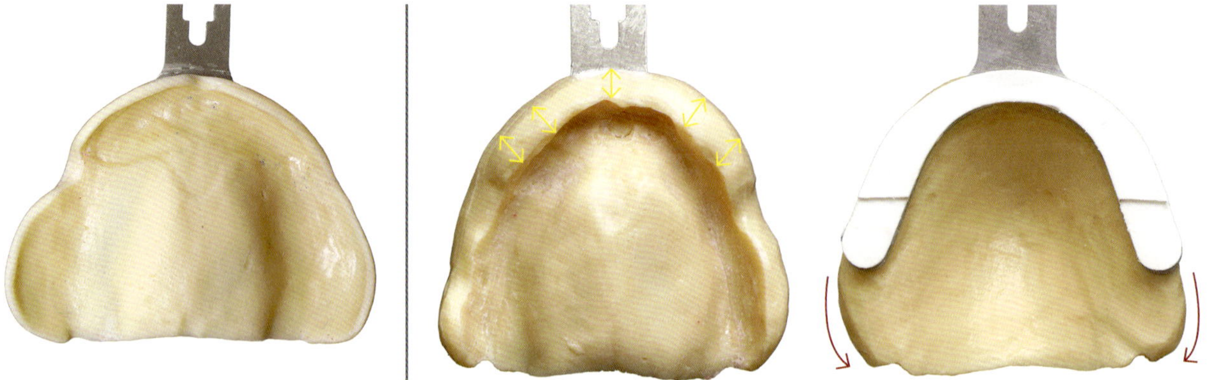

簡単症例で紹介したトレー / 前歯部床縁を厚く作ることで、義歯床の上前方への動きを減らす / 翼突下顎ヒダに向かうようになだらかなカーブを描く

図19 フラビーガム症例における上顎個人トレーへの仕掛け。

　概形印象模型への個人トレー設計線の描記手順は、顎堤形態が良好な簡単症例も、不良な難症例もほとんど同じである。違いは前歯部の頬舌部の設計線だけである。トレーの設計線がつねに一定であることは、学びやすさを高め、ラボ側のエラーも少なくすることができる。

### ④下顎模型のリリーフ

　下顎の顎堤形態が不良な場合は、リリーフする部位を歯科医師と相談して、より慎重に行うべきである。被圧変位性に乏しい部位は義歯が沈下しづらく、逆に、被圧変位性をの高い組織に義歯は容易に沈み込む。下顎吸着総義歯の成功のためには、硬い組織をリリーフし、義歯床全周囲を軟らかい組織に沈み込みこませることで吸着がより確実なものとなる（図21）。

# 臨床実践2 上下顎難症例・Class Ⅱ-division 2で上顎フラビーガム＆高度の下顎顎堤吸収をもつ症例

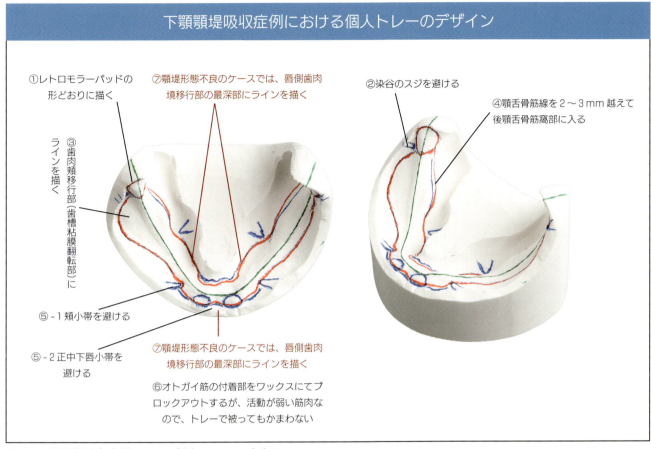

図20　下顎顎堤吸収症例における個人トレーのデザイン。

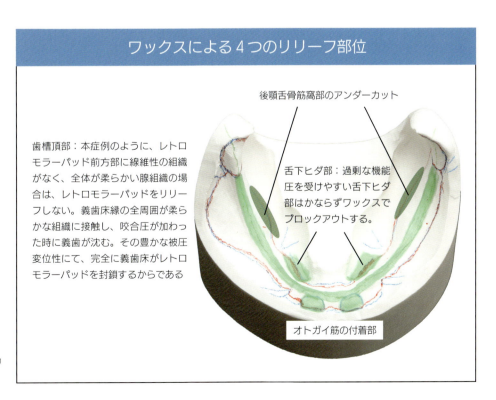

図21　ワックスによる4つのリリーフ部位。

# Part 5

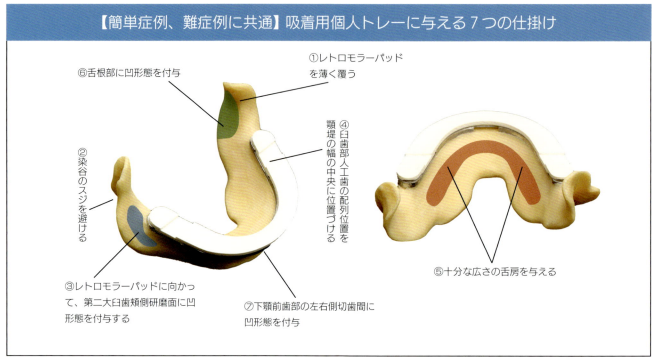

【簡単症例、難症例に共通】吸着用個人トレーに与える7つの仕掛け

①レトロモラーパッドを薄く覆う
②染谷のスジを避ける
③レトロモラーパッドに向かって、第二大臼歯頬側研磨面に凹形態を付与する
④臼歯部人工歯の配列位置を顎堤の幅の中央に位置づける
⑤十分な広さの舌房を与える
⑥舌根部に凹形態を付与
⑦下顎前歯部の左右側切歯間に凹形態を付与

図22　吸着用個人トレーに与える7つの仕掛け。

⑤下顎吸着印象を成功させるために欠かせない個人トレーに付与する7つの仕掛け

　これについては、簡単症例であっても難症例であっても共通である。図22に図示する。

⑥吸着効果を増すトレーへの厚みの付与

　顎堤形態は、患者によってさまざまである。その個体差に対しては、トレーの辺縁に付与する厚みを変更することで対応する（図23）。
　顎堤形態が不良な場合は、トレーに付与する厚みの差がとくに大きくなる。舌下ヒダ部のスポンジ状組織の不足や開口時に強く舌を後ろに引く癖のある患者の場合には、舌下ヒダ部のトレー辺縁をより厚くする。また、臼歯部の顎堤吸収が激しければ、頬棚部の咬合支持力を増加する目的でトレー頬側辺縁を同様に丸く厚みをもたせる。さらには、前歯口腔前庭部の顎堤が吸収し、オトガイ筋が顎堤上部に付いている、いわゆる、口腔前庭が浅いケースでは、前歯部のトレー辺縁を厚くすることで、より安定したリップサポートを得ることが可能となる。

⑦ナソメーターM（Gnathometer M）の設置

　ナソメーターMはBPS製品の一部で、精密印象採得と同日にゴシックアーチ描記を行うことのできる優れものである。ナソメーターMを所有していない読

## 臨床実践2 上下顎難症例・Class II -division 2で上顎フラビーガム＆高度の下顎顎堤吸収をもつ症例

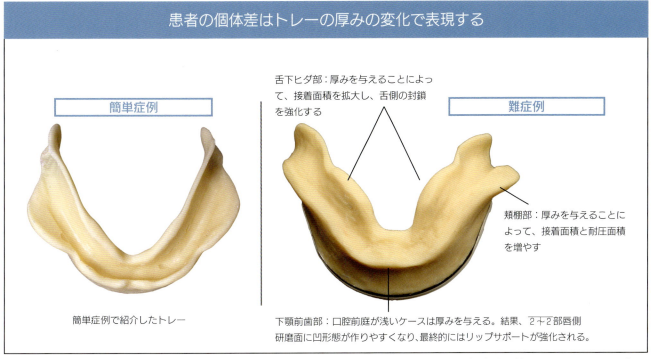

図23 顎堤形態は患者によってさまざまであっても、トレーデザインはいつも同じである。個体差に対しては、トレーの辺縁に付与する厚みを変更することで対応する。

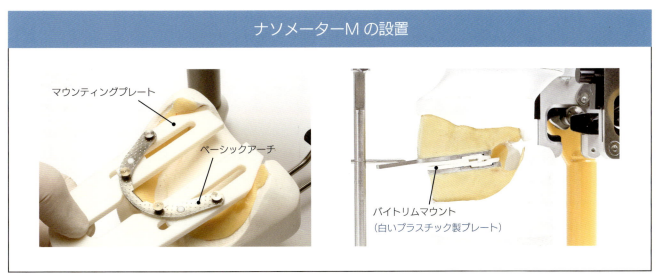

図24 ナソメーターMの設置。

者は、前述したろう堤付き個人トレーにて印象とバイトを採得し（図16の右下）、精密模型完成後にあらためてゴシックアーチトレーサーを製作して、水平下顎位を再確認することが望ましい。マウンティングプレートを使って、金属製のベーシックアーチをベースレジンに即時重合レジンで留めていく。ナソメーターMの一部である白いプレートをバイトリムマウントとよぶ。これは、印象採得後にその場でゴシックアーチトレーサーに置換できる（図24）。

## 上顎ナソメーターMのベーシックアーチや、ろう堤配置の前方基準点

切歯乳頭から平均で男性7mm、女性9mmの位置にベーシックアーチ（白いプレート）もしくは、ろう堤のアーチが設定される

上顎切歯乳頭が変位し、口蓋ヒダが不明確な上顎顎堤吸収症例では、切歯乳頭が元あったと想定される位置から約10mm前方にアーチを設定する

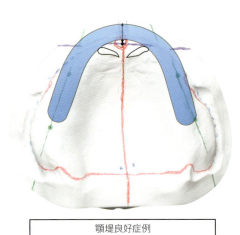
顎堤良好症例

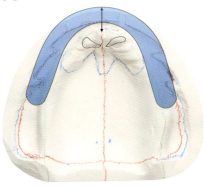
顎堤不良症例

図25　上顎ナソメーターMのベーシックアーチや、ろう堤配置の前方基準点。

## 下顎ナソメーターMのベーシックアーチや、ろう堤配置の前方基準点

顎堤が良好なケースでは、ろう堤、あるいは、ベーシックアーチの前方設置基準点を前歯部歯槽頂の横断線とする

顎堤が不良で前歯部歯槽頂が明確でない場合は、前歯部顎堤の唇舌幅を2等分した部位を、ろう堤、あるいは、ベーシックアーチの前方基準点として設置する

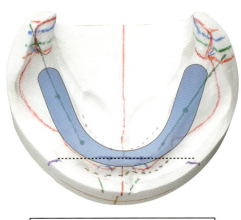
顎堤良好症例

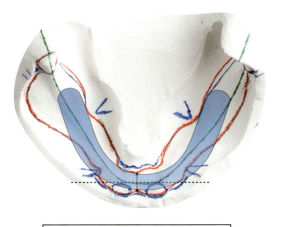
顎堤不良症例

図26　下顎ナソメーターMのベーシックアーチや、ろう堤配置の前方基準点。

# 臨床実践 2 上下顎難症例・Class Ⅱ -division 2 で上顎フラビーガム＆高度の下顎顎堤吸収をもつ症例

## 顎間関係による個人トレーの前歯部被蓋と咬合平面の与えかた

☞上下のベーシックアーチを別々に設置することによって、Class Ⅰ、Ⅱ、Ⅲのそれぞれの顎間関係に適した個人トレーが製作される。
咬合平面：Class Ⅰはカンペルラインにほぼ平行に、Class Ⅱはレトロモラーパッド上縁に向かって、Class Ⅲは、レトロモラーパッド1/2に向かう。顎間関係の閉口路の違いによって、力を受け止める上顎の咬合平面角度が変わるからである。

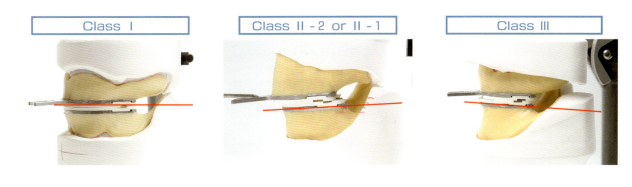

図27　顎間関係による個人トレーの前歯部被蓋と咬合平面の与えかた。

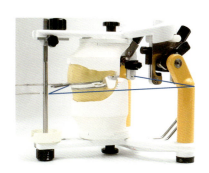

図28　咬合平面をやや後ろ上がりに製作したClass Ⅱの個人トレー。

　この際、Class Ⅰの症例では上下を同時に即時重合レジンで留める方法でよいが、Class ⅡやClass Ⅲの症例では上下顎のベースレジンを別々に付着したほうがよい。なぜなら、図25、26に示すように、前歯部アーチの前後位置を決定する際に、良好な顎堤と不良な顎堤では設置に活用できる解剖学的ランドマークが異なり、上下のプレートに前後差が生じるからである。ただし、決してバイトリムマウント（白いプレート）の幅8 mm以上の前後差をつけないこと。ゴシックアーチ描記の際に描記針が描記板の固定ネジにぶつかってしまうおそれがあるためである。また、Class Ⅰ、Ⅱ、Ⅲそれぞれの咬合平面の設定においては、前後の傾きも違ってくるので注意を要する（図27、28）。

## Part 5

### 精密印象採得に入る前に必ず行う3つのチェック
### ①個人トレーの咬合平面が正しく設置されているかをチェック

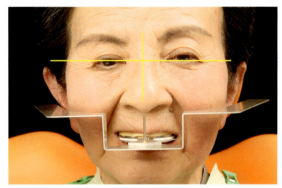

瞳孔線と平行
正中線の一致

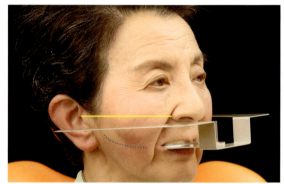

トレーの咬合平面はカンペル平面よりもやや後ろ下がりに設定されることが多いが、これは人工歯配列の時に調節彎曲が付与されるので、最終的なラインは耳孔に向くことになる。

※使用器材：Y. N.式咬合平面板（センショー，モリタ）

図29　咬合平面板を上下のトレー間に噛ませ、製作した個人トレーの咬合平面が実際の正中線、水平面、カンペル平面（鼻聴道線）に対して正しく設置されているかをチェックする。

## 8　個人トレーの試適

　個人トレーの咬合平面が正しく設置されているかどうか、セントリックトレーによる簡易咬合採得にエラーがないか、そして個人トレーの適合性や床縁の過不足、この3点を精密印象採得に入る前にかならず確認する。

### ①個人トレーの咬合平面が正しく設置されているかのチェック

　咬合平面板を上下のトレー間に噛ませ、製作した個人トレーの咬合平面が実際の正中線、水平面、カンペル平面（鼻聴道線）に対して正しく設置されているかをチェックする（図29）。個人トレーの咬合平面はカンペル平面よりもやや後ろ下がりに設定されることが多いが、これは人工歯配列の時に調節彎曲が付与されるので、最終的なラインは耳孔に向く彎曲線とほぼ同じになる。
　3つの面に大きなズレがみられなければ、次の印象のステージへ移行できる。気になるようなズレや不具合があれば、印象採得後の技工指示書に併せて記入する。そうすることで最終印象体を歯科技工所側で正しく咬合器にマウントすることができる。

# 臨床実践2 上下顎難症例・Class Ⅱ-division 2 で上顎フラビーガム＆高度の下顎顎堤吸収をもつ症例

## 精密印象採得に入る前に必ず行う3つのチェック
## ②セントリックトレーによる簡易咬合採得のエラーをチェック

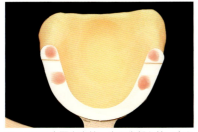

Step 1：上顎左右第一小臼歯部と第一大臼歯部にパラフィンワックスを置く

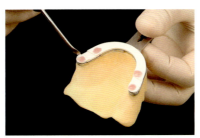

Step 2：スパチュラでワックスを軟化して咬合させる

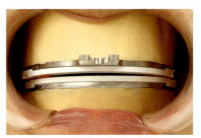

Step 3：上下顎プレート間に均等なスペースがあるかどうかを確認。不均等なスペースや大きなズレがあるときは、その度合いによって、ワックスをつけたまま次の印象に移行するか、ナソメーターMを付け直すかを検討する

図30　咬合採得が正しく行われているかどうかを知る目的で、上顎左右第一小臼歯部と第一大臼歯部にパラフィンワックスを置いて軟化して咬合させる。

### ②セントリックトレーによる簡易咬合採得のエラーのチェック

　セントリックトレーで採得したバイトは、きわめてラフなもので、精密なものではない。実際の下顎位と上下顎個人トレーの噛み合わせが合っていなくても、上下トレーを口腔内に挿入して噛ませると、一見、噛み合っているように見えてしまう。しかし、トレー内面に大きな隙間が存在していることもしばしばである。

　そこで、咬合採得が正しく行われているかどうかを知る目的で、上顎左右第一小臼歯部と第一大臼歯部にパラフィンワックスを置いて軟化して咬合させる（図30）。

　ワックスを挟んだ上下顎プレート間に均等なスペースがみられる場合は、ワックスを除去して精密印象採得に移る。また、前後左右的にわずかな不均等なスペースがみられた場合にも、次の印象採得に大きな影響を与えないため、ワックスを残したまま精密印象採得に移行する。この4点のワックスによって、上下の顎堤に均等に圧を加えることができる。また、このステージでのワックスによるわずかな咬合高径の変化は精密印象に大きな悪影響も与えないことも知っておくべきである。最終咬合高径は、精密印象の後でナソメーターMのゴシックアーチ描記針の長さを調整して決定するからである。同様に、わずかな前後左右の上下プレート間のズレも、精密印象に影響を与えない。

　逆に、上下間のプレート間にかなりのズレや不均等なスペースがみられる場合のみ、製作した個人トレーを使って再度バイトを採得し、ナソメーターMを付着し直す。

## 精密印象採得に入る前にかならず行う3つのチェック
### ③-1　上顎個人トレーの適合試験

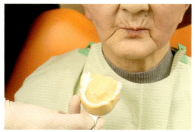

Step 1：フラビーガムのケースでは、模型上でワックスでかなりブロックアウトされているので、辺縁部にだけフィットチェッカーを置き、はじめに手圧にて適合検査を行う。必要があれば咬合状態での適合検査も追加して行う

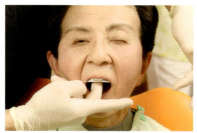

Step 2：手圧による適合試験

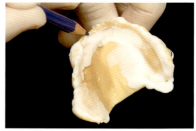

Step 3：当たりの箇所をペンでマークし、バーで削除する

**図31**　上顎個人トレーの適合試験。

## 精密印象採得に入る前にかならず行う3つのチェック
### ③-2　下顎個人トレーの適合試験

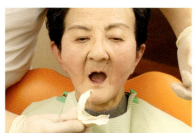

Step 1：フィットチェッカーをトレー内面に置く

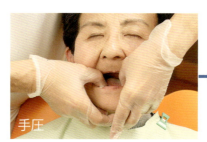

Step 2-a：個人トレー内面にフィットチェッカーを盛り、術者の両手で顎堤に均等に圧をかけて当たる場所を確認する。とくに、吸収が進行した顎堤に対するトレーの位置付け（ポジショニング）は重要である

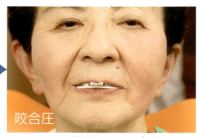

Step 2-b：下顎の個人トレー内面にフィットチェッカーを盛り、上下のトレーを入れて咬合させる。術者の手圧によってある程度痛みを取り除いてからこの方法を行うほうがよい

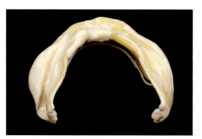

Step 3：模型上でのワックスリリーフ箇所を考慮しながら当たっている場所を観察する

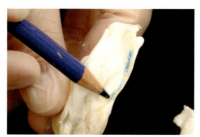

Step 4：ペンでマークする

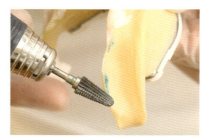

Step 5：バーで削除する

**図32**　下顎個人トレーの適合試験。

# 臨床実践 2 上下顎難症例・Class II -division 2 で上顎フラビーガム＆高度の下顎顎堤吸収をもつ症例

## レトロモラーパッド部の個人トレー不適合の修正
### （即時重合レジンを使用）

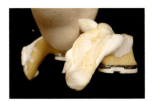

Step 1：レトロモラーパッド部における個人トレーの不適合

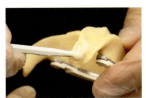

Step 2：即時重合レジンを盛る

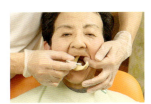

Step 3：口腔内に挿入

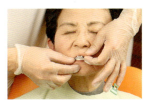

Step 4：かならず閉口状態でレジンの硬化を待つが、硬化熱が出始めたら、口腔外に取り出す。火傷を避けるためである。冷水に入れ、完全硬化させる

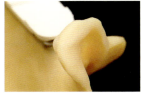

Step 5：トレー不適合部

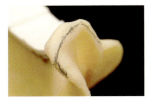

Step 6：閉口安静時のレトロモラーパッドの形をペンでなぞる

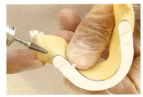

Step 7：バーで削合する

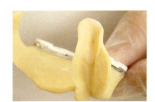

Step 8：修正された個人トレー

図33　レトロモラーパッド部の個人トレー不適合の修正。

### ③個人トレーの適合性や床縁の当たりをチェック

　ジーシーフィットチェッカー（ジーシー）を用い、個人トレー粘膜面の適合とトレー辺縁の当たりを修正する。上顎は、通常は手圧で1回、必要であれば下顎トレーを挿入し咬合状態でもう1度当たりをチェックする（図31）。下顎は、1度目は術者の手圧でトレーを圧して顎堤粘膜に対する当たりや長さをチェックする。2度目は、上下トレーの咬合状態で圧をかけ、同様にチェックする（図32）。

　難症例でもっとも注意を払わなければならないのは、封鎖が難しい場所であるレトロモラーパッドに対する個人トレーの適合である。本症例のように、レトロモラーパッド前方1/3に線維性の不動組織がなく、全体がコンニャク状のケースでは、たとえフレームカットバックトレーを用いて概形印象採得を行っても上顎結節部からの印象圧でレトロモラーパッドは容易に変形してしまう。封鎖が難しい場所のひとつであるレトロモラーパッドを印象前に修正することがこの部位の封鎖の鍵となる。トレーが不適合な場合は、印象前に即時重合レジンを用いて、トレーの適合性を高め、閉口時のレトロモラーパッドの形態にトレーの形態修正を行っておくとよい（図33）。

　上顎義歯が容易に落下する義歯は、患者にとって最悪の義歯である。上顎の左右第二小臼歯間がフラビーガムである本症例を成功させるためには、通常とは異なるさまざまな工夫が必要となる。

## 9 上顎フラビーガムの精密印象成功のコツ ―上顎義歯を吸着させるために―

　かねてから、フラビーガムを無圧で印象採得する方法や、フラビー部を外科的に除去する方法が推奨されてきたが、フラビーガムになるに至った根本の原因を治さなければ、また再発することは明白である（図34）。反対に、フラビーガムの原因を取り除けば、フラビーガムは自然に消退していくはずである（図35）。

　上顎個人トレーの項で述べたように、上顎前歯部の炎症性フラビーガムの主な原因は、習慣性の前噛みによって上顎義歯が前上方に突き上げられ、前歯部顎堤粘膜が過剰に刺激された結果として生じるものである。この前噛み習慣を取り除くためには、上下前歯間に十分なオーバージェットを与え、そして、義歯装着後もこのスペースを維持しつつ両側大臼歯部での後ろ噛みを維持しなければならない。その結果、前歯部への刺激が減り、フラビー部の炎症は徐々に回復していく（表3）。加えて、咬合時の義歯の移動を最小限にするために、トレー前歯部ボーダーに十分な厚みを与えることも同時に行わなければ、フラビーガム症例における成功はない。

### ①印象採得の第1ステップ

　フラビー部に相当するトレーの内面にのみヘビーボディーの印象材を置いてからトレーを挿入し、トレーを後方に軽く押す。この方法によって、前方に倒れて皺（tuck）になっているフラビー部が後方へ立ち上がる（図36）。皺になっている状態のままでは炎症がなかなか消退しないためである。フラビー部の前方に接している印象材はそのまま残し、フラビー部の上部に接する印象材のみをメスやカッターナイフで丁寧に除去する。

### ②印象採得の第2ステップ

　第2ステップでは、ヘビーボディーの印象材を用いて辺縁形成を行う（図37）。前歯部辺縁は、すでに個人トレーに十分な厚みが付与されているので、一層のヘビーボディー印象材を置く。

　臼歯部のヘビーボディー印象材の量は、顎堤吸収が多く、術者が頬を指で広げると容易に外に伸びるタイプ（いわゆる軟らかい頬をもつ患者）の場合は、印象材を2層盛ることで失われた組織を十分に回復できる床縁の厚みが獲得できる。本症例は、この軟らかい頬をもつ患者に該当する。フラビーガムになっている患者の多くは、自ら上顎義歯の落下を防ぐために上唇部の口輪筋の活動を弱めていて、それが長期に続いた結果、上唇の厚みが薄くなっている。これが、前歯部ボーダーの印象を厚くしても問題が生じない理由である。

　次に、口蓋中央部にヘビーボディー印象材を少量だけ置く。この方法によって、ワックスでリリーフしたフラビー部のスペースを保つと同時に、印象採得中のトレーの前上方への傾斜を減少させることができる。

## 臨床実践2 上下顎難症例・Class Ⅱ-division 2 で上顎フラビーガム＆高度の下顎顎堤吸収をもつ症例

図34　かねてから、フラビーガムを無圧で印象採得する方法や、フラビー部を外科的に除去する方法が推奨されてきたが、フラビーガムになるに至った根本の原因を治さなければ、また再発することは明白である。

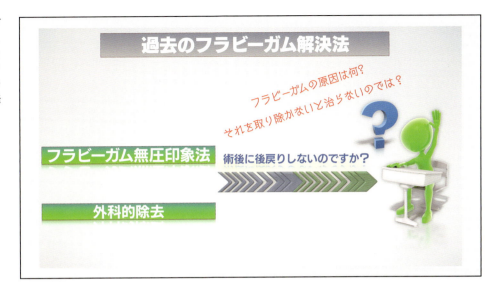

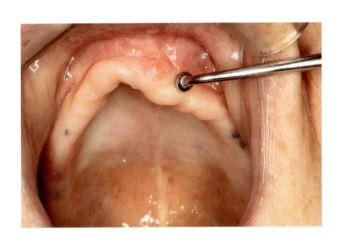

図35　炎症性フラビーガムの原因は前噛みによる過剰刺激が主な原因である。

### 上顎前歯部フラビーガムの治癒過程

【原因】
前噛み癖による上顎前歯部顎堤への過剰刺激
↓
【原因の除去】
前噛み癖を取り除き、前歯部に約1.5〜2mmのクリアランスを与え、前歯部の刺激を減らす
↓
【方法】
①義歯床前歯部に厚みを作り、義歯が上前方にシフトする量を減らす
②メインテナンス時に上下義歯が接触しないように定期的に咬合調整を続ける
↓
【結果】
前歯部顎堤への刺激が減り、炎症が消退しフラビーは萎縮し硬くなる

表3　上顎前歯部フラビーガムの治癒過程。

## 上顎難症例の精密印象採得手順　①フラビー部の皺（tuck）を後方へ押し上げる

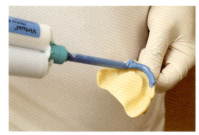

Step 1：フラビー部に相当するトレーの内面にのみヘビーボディーの印象材を置く

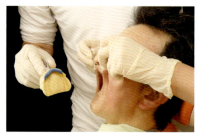

Step 2：トレー挿入

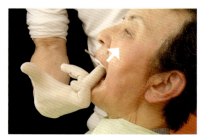

Step 3：トレーの位置を確認

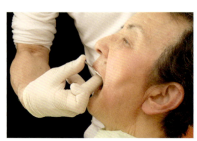

Step 4：トレーを後方に軽く押し、前方に折れ曲がったフラビーを後方に立ち上げる。

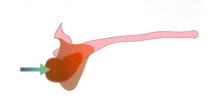

Step 5：折れ曲がったフラビー部を後方に押して立ち上がらせる。折れ曲がった状態ではフラビーの炎症がなかなか消退しないからである。

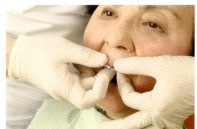

Step 6：上口唇を強く引かないことが前歯部印象体に厚みを作るコツ

図36　上顎難症例の精密印象採得手順の①。

　前歯部辺縁に十分な厚みを作ることが目的のひとつであることから、上口唇を術者が強く引き下げたり、術者の指を強く吸わせたりしないように注意する。

　次に、患者に印象採得中に下顎を左右に動かすよう命じ、下顎骨筋突起の動きを上顎結節部の印象体外面に採得する。

　続いて下顎トレーを挿入し、咬ませて「口を尖らせる」「口角を横に引く」の2つの運動を行わせて、上顎頬部と口唇部の動きを機能的に印象採得する（図38、39）。

# 臨床実践2 上下顎難症例・Class Ⅱ-division 2で上顎フラビーガム＆高度の下顎顎堤吸収をもつ症例

## 上顎難症例の精密印象採得手順　②ヘビーボディ印象材を用いた辺縁形成①

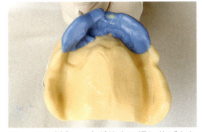

Step 1：皺（tuck）が後方に押し伸ばされた状態

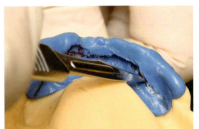

Step 2：フラビーガム上部に接している印象材のみをメスやカッターナイフで丁寧に除去する

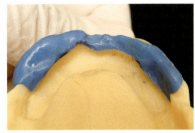

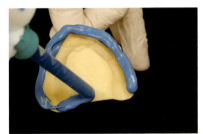

Step 3：上唇小帯部の印象材を除去する

Step 4：トレー全周囲に一層のヘビーボディー印象材を置く

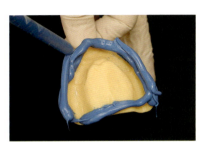

Step 5：軟らかい頬をもつ患者の場合は、臼歯部に2層の印象材を置く

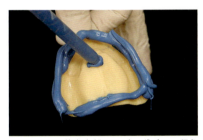

Step 6：口蓋中央部にヘビーボディー印象材をストッパーとして少量だけ置く

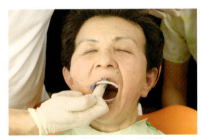

Step 7：正しい位置にトレーを挿入し、トレーを上方に押す

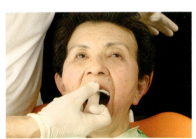

Step 8：続いて、トレーを後方に押して折れ曲がったフラビーを再び後方に立ち上げる

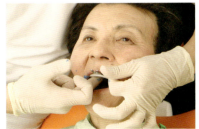

Step 9：左側の頬を下方へ引く

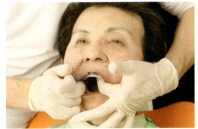

Step 10：右側の頬を下方へ引く

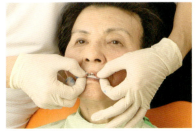

Step 11：上口唇を強く引き下げないことが前歯部に厚みを作るコツ

図37a　上顎難症例の精密印象採得手順の②（次ページに続く）。

## Part 5

### 上顎難症例の精密印象採得手順 ②ヘビーボディ印象材を用いた辺縁形成②

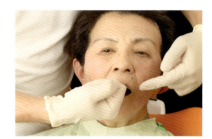

Step 1：下顎を左右に動かす

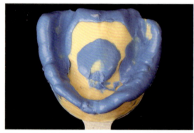

Step 2：上口唇部、ならびに、臼歯部辺縁に十分な厚みが得られた印象

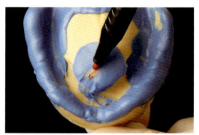

Step 3：口蓋の当たっている部位をペンでマーク

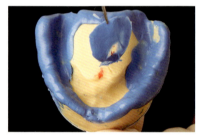

Step 4：ストッパーとしての役目を終えた口蓋部印象材を除去し、当たりを除去する

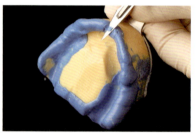

Step 5：上唇小帯部の印象材を除去する

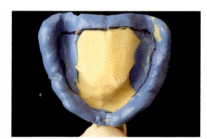

Step 6：被圧縮性の違いを考慮して、顎堤頂部の印象材のみを除去

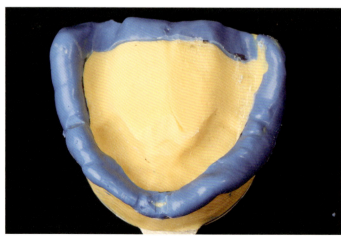

Step 7：完成した辺縁形成

図37b 上顎難症例の精密印象採得手順の②（前ページより続く）。

# 臨床実践 2 上下顎難症例・Class II -division 2 で上顎フラビーガム＆高度の下顎顎堤吸収をもつ症例

## 上顎難症例の精密印象採得手順　③ライトボディー印象材を用いた最終印象

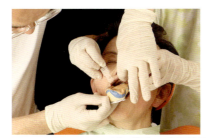
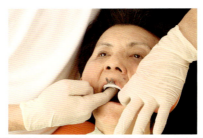
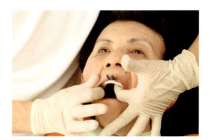

ヘビーボディー印象材の辺縁形成と同様の方法で、ライトボディー印象材を用いて最終印象を行う。

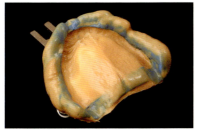
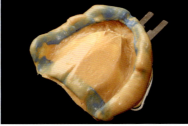
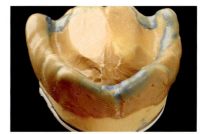

被圧縮性の違いが表現された最終印象。　　　　　　　　　　　　　　　　　厚みのある前歯部印象辺縁形態

図38　上顎難症例の精密印象採得手順の③。

## 上顎難症例の精密印象採得手順　④上顎フラビーガム症例の最終印象体

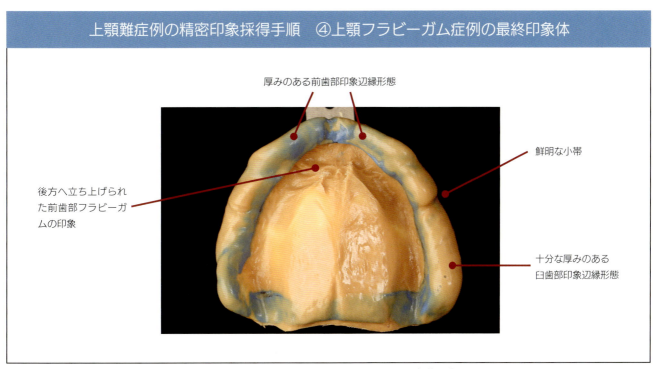

厚みのある前歯部印象辺縁形態

鮮明な小帯

後方へ立ち上げられた前歯部フラビーガムの印象

十分な厚みのある臼歯部印象辺縁形態

図39　上顎難症例の精密印象採得手順の④。被圧縮性の違いが表現された最終印象体が得られた。

# Part 5

## 10 難症例の下顎吸着印象

### ①難症例の下顎吸着印象

　この症例は、著しい顎堤吸収、開口時の強い舌の後退、オトガイ棘、そして舌下ヒダ部のスポンジ状組織の欠落をもつ症例である。

　下顎総義歯で封鎖の難しい場所は2ヶ所、レトロモラーパッド部の封鎖と舌側の封鎖である。前述したように、レトロモラーパッド部の封鎖を達成するには、精密印象採得前に即時重合レジンによって可能な限りトレーの適合性を高めることが大切である（本パート105ページ、図33）。

　そして、舌後退の著しい患者では、開口時に舌を大きく引くため、また、舌下ヒダ部のスポンジ状組織が不足しているケースでは義歯床縁の接触面積が小さく、舌の動きによって舌側床縁の封鎖が容易に破壊されてしまう。さらに、オトガイ棘があるケースにおいては、この部位を覆う口腔粘膜の機能時の動きが読めず、舌側義歯床縁の形態を決めるのが難しい。

### ②難症例の印象採得の手順

　どのような印象テクニックを吸着印象に加えるのかは、口腔内診査結果から判断する（本パート74ページ、表1）。治療前に診断シートを常に確認して印象採得に臨むことをおすすめしている。難症例に加えるオプショナルな印象は、患者の状況によってもちろん異なるが、一般的には、

　　　1）舌側封鎖の難症例に対する舌側床縁形成（シリコーンパテ）
　　　2）リップサポートを強化する下顎唇側床縁形成（シリコーンパテ）

の2つである。この印象採得後に全体の辺縁形成として下顎義歯床全周囲の辺縁形成（ヘビーボディー）を行い、そして最終精密印象（ライトボディー）を通常の5つの動作を用いて行う、であり、この順序で印象採得を行うとよい。

　印象材は、シリコーンパテ、ヘビーボディー（硬）、モノフェーズ（中硬）、ライトボディー（軟）、エキストラライトボディー（超軟）の種類のあるメーカーのものを使用することをお薦めしている。

### ③難症例におけるシリコーンパテを使った舌側封鎖オプショナルテクニック

　舌側床縁を封鎖する辺縁形成法として、シリコーンパテを使った方法を紹介する。開口時の舌の後退によって生まれるスペースをシリコーンパテで埋めること、オトガイ棘の粘膜の動きを印象することが目的である（図40）。

　混和したシリコーンパテを小さなソーセージ状に形成し、接着剤を塗布後、トレーの舌側外面に置く。パテを平らに形成するのがコツで、それによって舌の動きに合わせた形が容易に得られることになる。

　患者に行わせる運動は、「嚥下」と「やや大きめに開口」の2つである（図41）。

　硬化が始まったら、閉口させてパテの硬化を待つ。まったく唾液がないと嚥下

# 臨床実践2 上下顎難症例・Class Ⅱ-division 2で上顎フラビーガム＆高度の下顎顎堤吸収をもつ症例

図40　開口すると舌が後退し、舌側床縁にスペースが生まれる。このスペースを埋めるために、シリコーンパテを用いる。

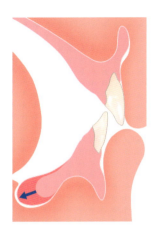

図41a、b　シリコーンパテを用いた舌側封鎖テクニックで患者に行わせる運動は、「嚥下」（a）と「やや大きめに開口」（b）の2つである。

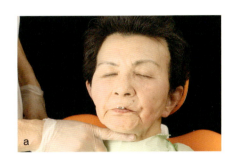
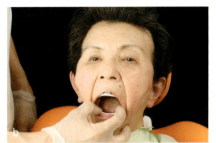

ができないので、動作途中にスポイトで口に飲料水を注ぐことが必要となる。このテクニックの流れを図42に示す。

### ④下顎唇側床縁形成のオプショナルテクニック

　前歯部の顎堤吸収が進行すると、オトガイ筋の付着部が前歯部歯槽頂付近になることから十分な義歯床の厚みが獲得できずに、わずかな下口唇の動きで義歯が跳ね上げられてしまう。この問題を避けるためには、辺縁部の接着面積の拡大とリップサポートの強化を狙って、義歯床縁を意図的に厚めに印象採得することが大切となる。

　舌側床縁を封鎖する辺縁形成法と同様に、シリコーンパテを使った方法を紹介する。混和したシリコーンパテを紐状に形成し、接着剤を塗布後、トレーの唇側外面に置く。パテを平らにするのがコツで、それによって動きに合わせた形が容易に得られることになる（図43）。

　オトガイ筋は嚥下するときにしか活動しない比較的弱い筋であるため、トレー挿入直後には、まず術者が患者の唇を持ち上げたり、手指で印象材の形態を閉口状態にて修正する。続いて、患者に嚥下とやや大きめに開口することの2つの運動を命じる。開口時に下口唇が緊張し、義歯を強く後方へ押すので、その状態をうまく印象する。硬化が始まったら、閉口してパテの硬化を待つ。

　なお形成終了後は、トレー内面にある印象材をすべて丁寧に取り除くこと、舌小帯が明瞭な場合はその部位の印象材をV字にカットすること、そして、臼歯部にスムーズに移行できるように形成することが大切である（図44）。

## 2つの動作による舌側封鎖の難症例に対する舌側床縁形成（シリコーンパテ使用）

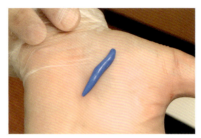

Step 1：混和したシリコーンパテを小さなソーセージ状に形成

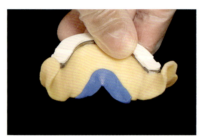

Step 2：接着剤を前歯部舌側面に塗布後、パテを左右のS字状カーブの変曲点間に置く

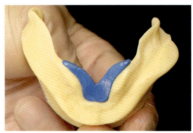

Step 3：パテを平らに形成するのがコツ

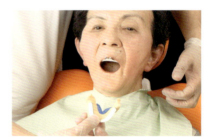

Step 4：トレーを口腔内に挿入

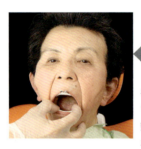
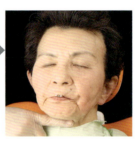

Step 5 繰り返し2～3度行う

やや大きめに開口、そして10秒待って再び嚥下。この動作を2～3度繰り返し行わせる

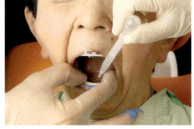

Step 6：スポイトで口に水を入れる

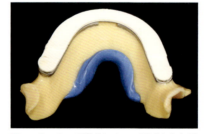

Step 7：2つの動作によって形成された舌側床縁形態（咬合面観）

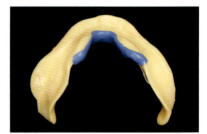

Step 8：2つの動作によって形成された舌側床縁形態（舌側面観）

図42　2つの動作による舌側封鎖の難症例に対するシリコーンパテによる舌側床縁形成。

# 臨床実践 2 上下顎難症例・Class II-division 2で上顎フラビーガム&高度の下顎顎堤吸収をもつ症例

## オプションとしての2つの動作による下顎唇側床縁形成（シリコーンパテ使用）

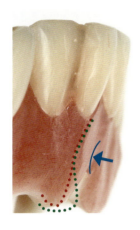

下顎前歯部辺縁に厚みをもたせることで辺縁部の粘膜との接触面積を増加できる。また、厚みのある辺縁形成によって、リップサポートとして必要な前歯部研磨面の凹みを付与しやすくなる。

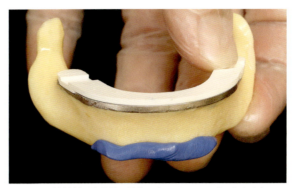

Step 1：接着剤を塗布後、練和したシリコーンパテを小さなソーセージ状に形成し、トレーの唇側外面に置く

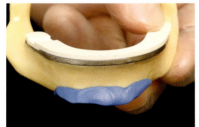
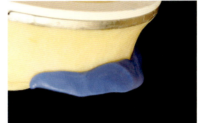

Step 2：パテを平らにするのがコツ

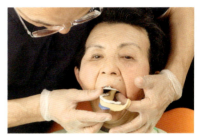

Step 3：トレー挿入

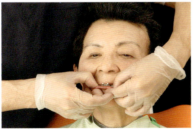

Step 4：術者による辺縁形成（閉口状態）

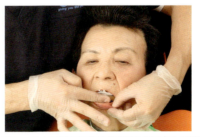

Step 5：手指で印象材の形態を修正（閉口状態）

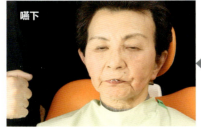

患者の機能運動による辺縁形成（嚥下）

Step 6 繰り返し行う

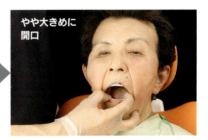

患者の機能運動による辺縁形成（開口）
術者は開口運動時にトレーが浮き上がらないように、本図のような手つきでトレーを押さえる

図43　オプションとしての2つの動作による下顎唇側辺縁形成。

## Part 5

### 形成終了後の仕上げ

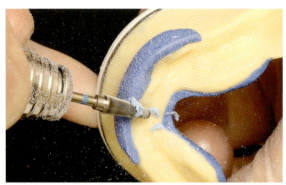

Step 1：形成終了後は、トレー内面にある印象材は、すべて丁寧に取り除くこと

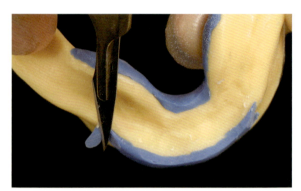

Step 2：臼歯部にスムーズに移行できるような形態に修正

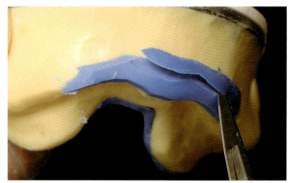

Step 3：唇側研磨面に適度な凹形態を形成

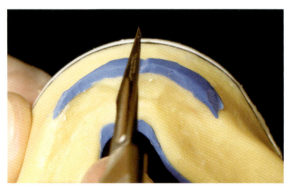
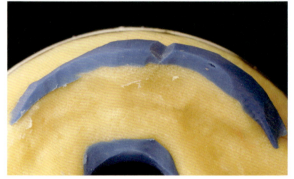

Step 4：小帯が明瞭な場合はその部位の印象材をV字にカットする

図44　形成終了後の仕上げ。

# 臨床実践2 上下顎難症例・Class Ⅱ-division 2で上顎フラビーガム＆高度の下顎顎堤吸収をもつ症例

図45 下顎印象採得の準備として、上顎トレーの後面にワセリンを塗布する。

下顎最終印象採得の準備

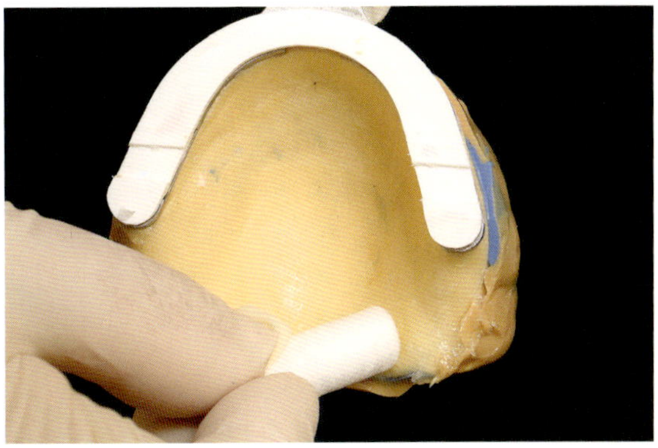

下顎の印象材が付かないように、上顎トレー後方部にワセリンを塗布

## 11 下顎義歯床全周囲の辺縁形成と最終精密印象採得

　下顎印象採得の準備として、上顎トレーの後面にワセリンを塗布する（図45）。ここから先は、基本5動作にて全周囲の辺縁形成と最終精密印象を行う。用いる指示動作は、簡単症例とまったく同じ5つの動作である。

　辺縁形成時には、印象材の硬さによるレトロモラーパッド部の変形を少なくする目的でモノフェーズを用い、そのほかのトレー辺縁にはヘビーボディーを盛って（図46）、一次機能印象を患者に行わせる（図47）。動作を行う順序が変わっても、最終の印象体の形態は同じになる。

　余剰印象材を取り除いた後（図48）、二次機能印象を同じ指示動作でライトボディー印象材を用いて行わせる（図49、50）。

## ここからは基本5動作にて全周囲の辺縁形成と最終精密印象を行う
（モノフェーズ&ヘビーボディー印象材）

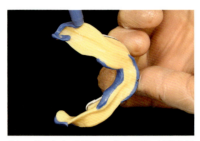
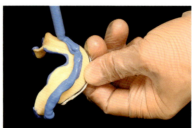

Step 1：レトロモラーパッド部には印象材の硬さによる圧迫変形を少なくする目的でモノフェーズの印象材を用いる

Step 2：その他のトレー辺縁にはヘビーボディー印象材を盛る。頬粘膜が軟らかく、外側に伸びやすいケースでは、十分な頬棚部の耐圧面積を獲得する目的で、臼歯頬側部に2層のヘビーボディー印象材を盛る

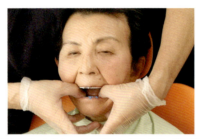
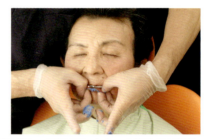

Step 3：印象材を盛ったトレーを口腔内に挿入する。顎堤吸収が著しい症例では、トレーの位置づけが難しい。トレーの位置が正しいと確認できたら、トレーを約5秒間顎堤に圧する。ここから患者に5つの動作を命じる

図46　下顎義歯床全周囲の辺縁形成のための準備。

## 基本印象の5動作

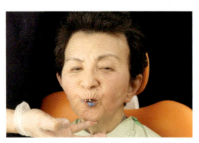
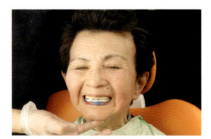

Step 1：口を尖らす：うーっ（頬と口唇の運動）

Step 2：口角を横に引く：いーっ（頬と口唇の運動）

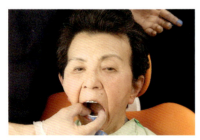
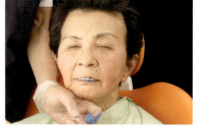
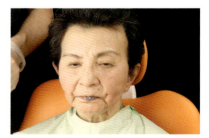

Step 3：口を開かせて、舌を左右に軽く動かす（舌根部と下口唇の運動）

Step 4：閉口させて下顎を手でロックする。舌でトレーの前歯部裏側を押す（口腔底部の緊張）

Step 5：嚥下させる（口腔総和運動）

図47　基本印象の5動作。

## 臨床実践2 上下顎難症例・Class Ⅱ-division 2で上顎フラビーガム＆高度の下顎顎堤吸収をもつ症例

### 辺縁形成後の仕上げ

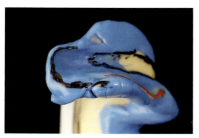
Step 1：レトロモラーパッド部を形どおりにラインを描く

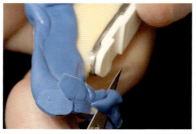
Step 2：ラインに合わせて、余剰印象材を除去する

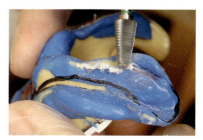
Step 3：圧迫されている部分の印象材を除去する

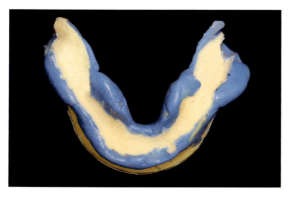

Step 4：続いて、圧迫部分ならびに被圧縮性に乏しい顎堤頂部分の印象材を除去する。本症例のように、レトロモラーパッド前方1/2に線維性組織がない場合は、その部分の印象材を除去する必要はない。

**図48** 辺縁形成後の仕上げ。

### 基本5動作による最終精密印象採得（ライトボディー印象材）

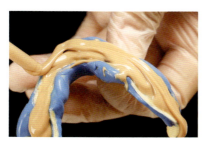
Step 1：ライトボディー印象材をトレー内面に盛る

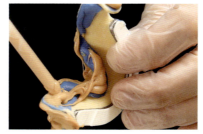
Step 2：舌側前方部の印象材が立ち上がった部分にも印象材を盛る

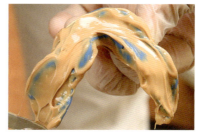
Step 3：スパチュラで頬舌側に印象材を薄く広げる

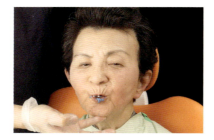

Step 4
図47に示した基本5動作を
2、3度行わせる。

（反復回数は
室温や印象材の種類に左右される）

**図49** 基本5動作による最終精密印象採得（ライトボディー印象材使用）。

# Part 5

## 吸着と十分な耐圧面積を有する下顎最終精密印象体

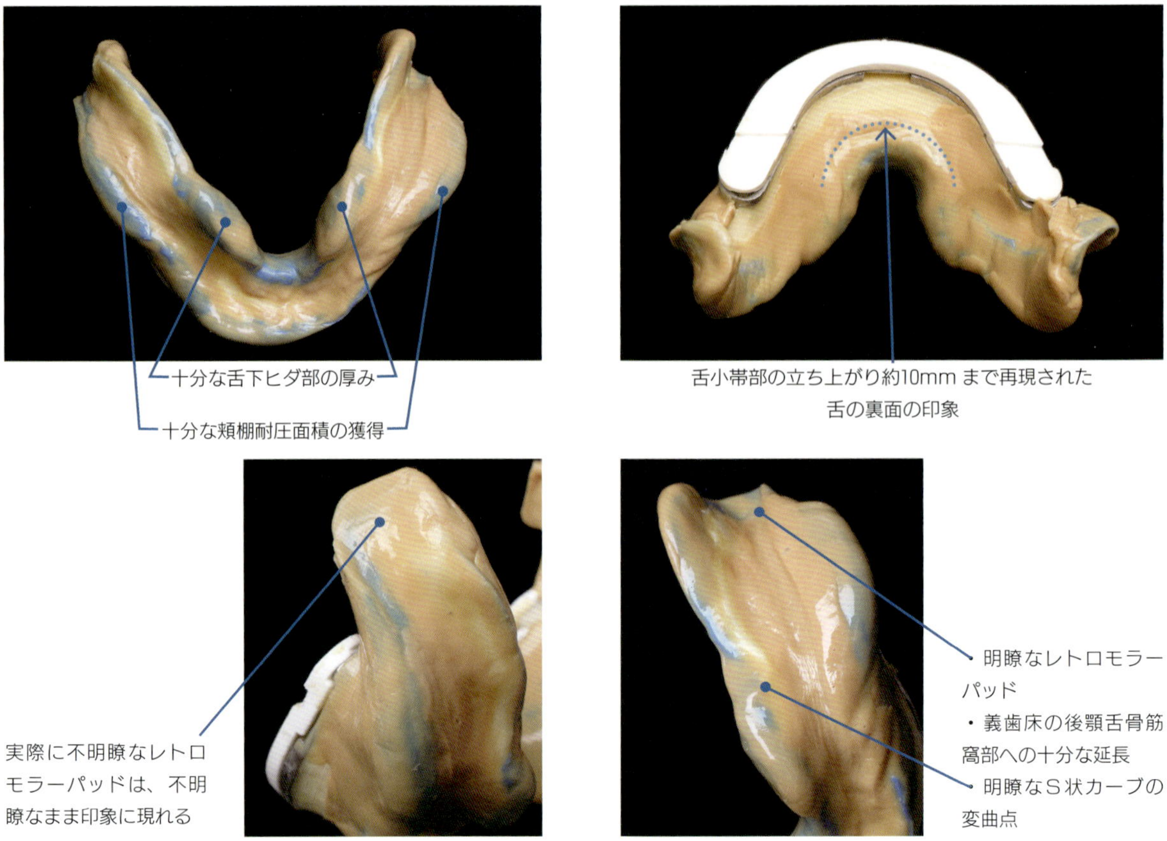

- 十分な舌下ヒダ部の厚み
- 十分な頬棚耐圧面積の獲得
- 舌小帯部の立ち上がり約10mmまで再現された舌の裏面の印象
- 実際に不明瞭なレトロモラーパッドは、不明瞭なまま印象に現れる
- 明瞭なレトロモラーパッド
- 義歯床の後顎舌骨筋窩部への十分な延長
- 明瞭なS状カーブの変曲点

図50　採得された下顎最終精密印象体。

## 12 ボクシング

　本症例のように開口時の舌の後退が著しく、オトガイ棘がありスポンジ状の組織がない状況では舌側の封鎖が簡単に破壊される。このようなケースで舌小帯部の封鎖を完成させるには、舌側床縁から立ち上がる研磨面を封鎖に利用し、舌の裏面との接触面積を増加させる必要がある。床縁から約1cmにボクシングラインを決め石膏を注入し、最終的にレジンに置換することで封鎖が達成できる。「こんなに舌側の床縁を厚くして大丈夫なのか？」と思われるかもしれないが、臨床で痛みを訴えたり邪魔になると苦情を訴えた患者はほとんどいないので、とくに大きな問題はないと考えている（図51、52）。

# 臨床実践 2　上下顎難症例・Class II -division 2 で上顎フラビーガム＆高度の下顎顎堤吸収をもつ症例

図51　舌後退症例におけるボクシングの位置。印象体の辺縁から5mmの部分は、下顎総義歯の吸着にとって最も重要な情報が詰まった部分である。通常はこの5mmの部分をレジンで正確に置換することで、最終義歯の吸着が得られる。

しかし、難症例においては、舌側床縁部の空気漏れを防ぐために、舌の裏側と義歯研磨面の接触封鎖が必要となる。約1cmをレジンで置換する必要があるため、ボクシングラインは通常とくらべて高位となる。

## 舌側の封鎖が難しいと考えられる症例におけるボクシング①

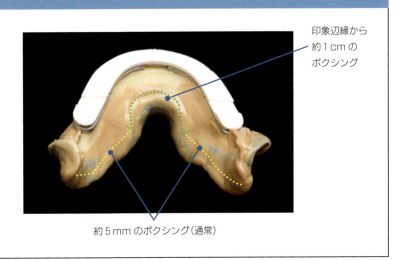

印象辺縁から約1cmのボクシング

約5mmのボクシング（通常）

## 舌側の封鎖が難しいと考えられる症例におけるボクシング②：モデルブロックを使用

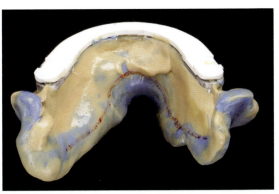

難症例の上部に位置するボクシングライン（本印象とは別症例）

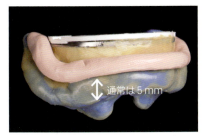

通常は5mm

約1cm

モデルブロックによるボクシング

明瞭な舌の裏側と義歯研磨面の接触封鎖（フィットチェッカーによる適合試験）

図52　他の舌後退症例におけるボクシングの別症例。

## 13 難症例に対する機能的ポストダム（上顎義歯後縁部封鎖の強化）

### ①なぜ難症例に機能的ポストダムを付与するのか

　ポストダムは、歯科技工士が技工室で硬口蓋よりも被圧変位性の高い軟口蓋部を模型上で削って義歯床を軟口蓋部に沈みこませるという、古くからある方法と、口腔内で行う機能的ポストダム法がある（図53）。上下顎の機能印象採得を行っていると、上顎の印象体の吸着力が下顎の印象採得を終了する頃には徐々に弱くなってくることを経験する。これは、下顎の印象採得を行っているうちに、先に採得した上顎印象体が少しずつ前上方へ押し上げられるからである。

　前後径が長い欧米人の頭蓋にくらべ、円形型の頭蓋をもつアジア系人種の口蓋部は前後径が短く、印象採得中の上顎義歯の前上方の移動が比較的容易に起こると考えられる。いずれにしても、上顎義歯の後縁封鎖が破壊され、義歯が落下するような事態は何としても避けなければならない。そのような意味でも、後縁封鎖を強化するためのポストダムは、患者が安心して義歯生活を営むためには欠かせない方法であるといえる。

　上顎フラビーガムのケースや前開き型（Anterior open bite）のケースでは、上下の印象体が咬み合うと上前方に回転し、上顎後縁部の接触型封鎖（Close contact closure）が破壊されやすい。このような難症例では、印象体がどの程度回転移動し、最終的にどの程度の封鎖破壊が起きるのかは患者によって異なるため、歯科技工士側が平均的なポストダムの量を模型上で削っても義歯の脱落に対応しきれない。このような事態を避けるためには、上下顎の最終印象採得の後に、モノフェーズ印象材を印象体後方部に盛り、患者に嚥下を行わせて封鎖強化を行う機能的ポストダム法を用いる（図54）。

　この方法であれば、義歯の咬合時の傾きの程度に合わせた後縁封鎖が可能となる。このような観点から、筆者はほとんどのケースで機能的ポストダム法を採用し、ラボサイドでのポストダムは形成しないようにしている。例外として、本症例のような重度なフラビーガムで極度な前開き型の上下顎間関係の症例だけは、臨床サイドとラボサイドの2段階でポストダムを付与している。

# 臨床実践2 上下顎難症例・Class Ⅱ -division 2で上顎フラビーガム＆高度の下顎顎堤吸収をもつ症例

## 2種類のポストダム

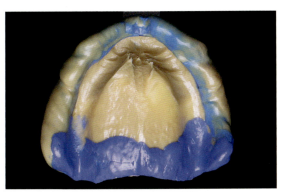
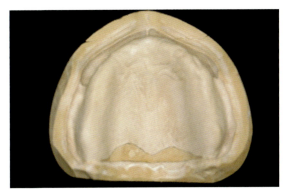

最終印象後に実施する
患者による機能的ポストダム（本印象とは別症例）

歯科技工士による
模型上でのポストダム

図53 2種類のポストダム。

## 機能的ポストダムの実際

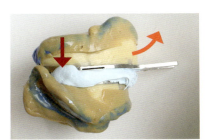

上下印象体が前上方に回転移動するため、後縁部の封鎖が弱くなる

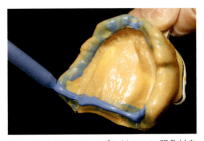

Step 1：モノフェーズシリコーン印象材を上顎印象体後縁部に一層置く

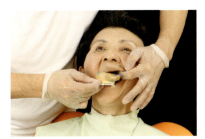

Step 2：口腔内に挿入

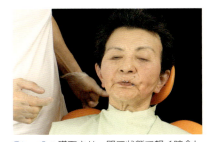

Step 3：嚥下させ、閉口状態で軽く咬合した状態で硬化を待つ（Gentle pressure）

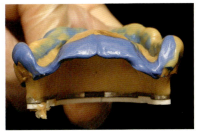

Step 4：印象体が傾いた分の印象材の厚みが獲得されている

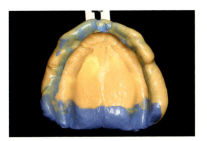

Step 5：機能的ポストダムの完成

図54 機能的ポストダムの実際。

## 14 咬合高径の再確認とゴシックアーチ描記（Pin-Tracing）

　ゴシックアーチの描記に入る前に、上下顎の印象体を口腔外に取り出して余剰な印象材を取り除く。そして、この時点で安静位空隙やエアブロー法、あるいは発音法を用いて咬合高径が正しいかどうか再確認を行う。

### ①ゴシックアーチとは

　ゴシックアーチ描記法によって描かれるのは、下顎頭の三次元的な滑走運動を水平面に投影した線分の集合である。無歯顎のゴシックアーチによる咬合採得の目的は2つある。1つ目は、歯科技工士が人工歯を配列できるように模型を咬合器にマウントするための場所を見つけ出すこと、2つ目は、描かれたゴシックアーチの図形から患者の顎関節の機能状況を把握し、それを下顎運動時の咬合調整に反映させることである[71,72]。

### ②咬合採得用ろう堤の欠点

　多くの歯科医師たちは、ゴシックアーチ用トレーの製作を省き、多くはバイト用ろう堤を製作して、咬合採得を済ませてしまう。
　しかし、バイト用ろう堤を用いた咬合採得には欠点がある。それは、
　　　　1）患者の習慣性の下顎位の記憶を十分に排除しないまま咬合採得を行わざるを得ないこと、
　　　　2）精密模型をワックスでリリーフしてベースを作るため、レジンの収縮も加わってトレーの適合が悪いこと、
　　　　3）ワックスを均等軟化することが難しいこと、
　　　　4）顎関節運動に関する情報がこの作業からは得られないこと、
などが挙げられる。

### ③ナソメーターMによるゴシックアーチ描記法

　BPSシステムに含まれるナソメーターMを用いる最大の利点は、患者のもつ習慣性下顎位の感覚を排除（Sensory Deprogramming[73-75]）して、最高に適合の良い印象体をトレーとして用いる咬合採得が実践できることである（図55〜57）。印象採得に費やす約1時間の作業時間で、これまで旧義歯で作られた患者の習慣性下顎位がほとんど排除される。快適な状態の咬合高径で咬合採得ができることが吸着義歯を製作する上で重要であることは、患者満足度の調査に関する論文からも明らかである。また、BPSの義歯製作過程の中にはナソメーターMによる咬合採得が組み込まれているので、このシステムを取り入れて作業を始めた時点で、ゴシックアーチ描記は印象採得直後に可能となる。
　はじめはセントリックトレーで咬合高径をラフに採得→最終印象採得後に咬合高径をさらに正確に採得→ゴシックアーチで水平下顎位を採得、このように、ス

# 臨床実践2 上下顎難症例・Class Ⅱ -division 2 で上顎フラビーガム＆高度の下顎顎堤吸収をもつ症例

## 精密印象後の咬合高径の最終決定

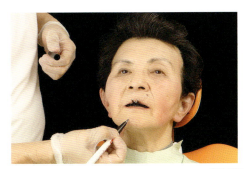
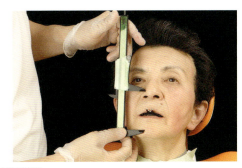

咬合高径の再確認

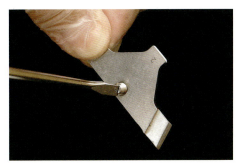

咬合高径の修正（描記針は1回転で1mmで、-2mm〜+6mmまで修正可能）

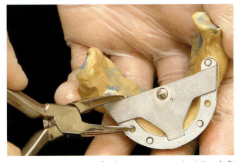
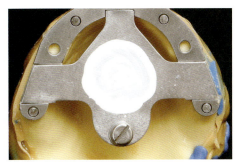

ナソメーターMのレジストレーションスタイラス（ゴシックアーチ描記針）を下顎に、レジストレーションプレート（ゴシックアーチ描記板）にインクを塗って上顎に設置

図55　精密印象後の咬合高径の最終決定。

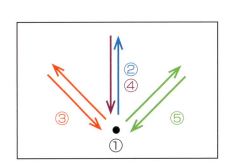

図56　馬場[88]による、ゴシックアーチの描記順序。

タートから終わりに向けてどんどん精密になっていく点は、他社にはみられないBPSシステムの特徴である。

### ④アペックスポイントとタッピングポイント

　無歯顎者においてタッピングポイントがゴシックアーチ描記図の頂点であるアペックスポイントと一致するケースはわずか12％であり、多くはタッピングポイントがアペックスポイントよりも0.5〜1.0mm程度前方に収束することが多い[76,77]。

　また、多くの無歯顎者は下顎頭や関節窩の変形から、アペックス付近が尖形でなく丸かったり、アペックスポイントとタッピングポイントの距離が5mm以上も離れていたり、往路と復路が不一致であったり、さらには片方の側方限界運動路が極端に短かったりと、さまざまな顎関節構造と下顎頭の動きの問題を抱えている。このようなケースでは、まずはフラットテーブルを用いた治療用義歯を用いて咬合が安定する場所を見つけて最終義歯に移行するとよい[78,79]。2mmのズレは咬合調整で修正できるからである。タッピングポイントがアペックスポイントの前方2mm以内で安定しているときは、その位置を咬合採得位として採用する。一方で、得られた運動軌跡の情報は、人工歯や咬合様式の選択、そしてワイドセントリックやロングセントリックを与えたりするように、咬合面の調整に反映される。このようにゴシックアーチをさまざまな形で利用する結果、最終的に義歯調整来院回数が減少する[71]。

### ⑤ゴシックアーチを短時間で上手に描記させる臨床テクニック

　現在は、患者の下顎に術者が力を加えて強制的に誘導する方法（passive法）は用いられておらず、患者自らが無理のない運動で描く方法が（Active法）採用されている[80]。下顎頭が変形し関節窩がルーズになった無歯顎者の下顎を強制的に誘導した位置は、最終的に患者が快適に咬合できる場所とは異なるというのがその理由である。

　実際に患者に指示を出す場合は、術者が患者の顎に指で触れ、軽く動かす方向へ合図を出すようにすると上手くいく。

　描記順序は、馬場の方法が患者がもっとも短時間で学習できる方法である[81]（図56）。すなわち、タッピング後に最後方位→前方位→最後方位→右側方運動→後方位→前方位→最後方位→左側方位の順で指示を出す。側方運動に入る前に、かならず側方運動の記憶をリセットするために前後運動を入れることが図形を短時間で綺麗に描かせるコツである。

# 臨床実践2 上下顎難症例・Class II -division 2で上顎フラビーガム＆高度の下顎顎堤吸収をもつ症例

## ゴシックアーチの描記（アップライトポジションにて）

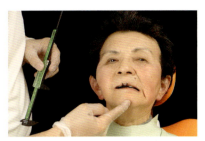 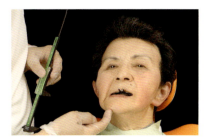

Step 1：トレーニング：描記針が上顎の描記板を止めているネジにぶつからないかを確認する。また、上顎結節と下顎レトロモラーパッドが運動中に干渉しないかどうかもチェックする

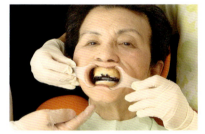 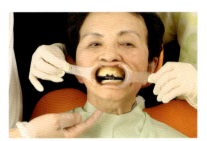 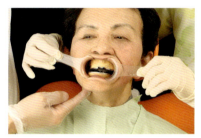

Step 2：本番：馬場の方法によって、アップライトポジション（ユニット背板を立てた状態で）ゴシックアーチの描記を行わせる。患者の下顎を強制的に誘導しないことが大切である。描記図確認後、咬合紙をタッピングポイントの位置で咬ませて印記する

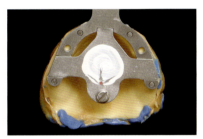 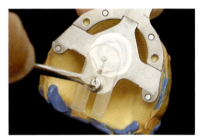

Step 3：本番：馬場の方法によって、ゴシックアーチの描記後、安定したタッピングポイントの位置にフィグゼーションプレートを合わせ固定する

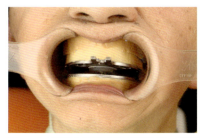 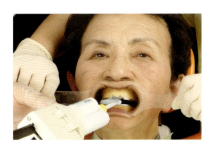 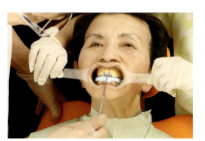

Step 4：本番：患者に閉口させた時、干渉なくスタイラスピンがフィグゼーションプレートの穴に入ることを確認し、バイト用シリコーンで固定し、咬合採得を完了する

図57　ゴシックアーチ描記の手順。

### フェイスボウ・トランスファー

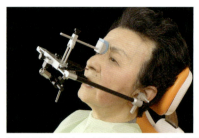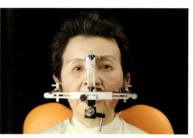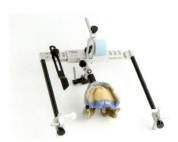

顔面頭蓋に対する上顎の位置を咬合器に移す。UTS（ユニバーサルトランスファーボウ）のレジストレーションジョイント（Ivoclar Vivadent）のみをラボに送ることでクリニカルサイドの仕事は完了する

図58　フェイスボウ・トランスファー。

## 15　フェイスボウ・トランスファー（UTS）

　フェイスボウ・トランスファーを行うことで顔面頭蓋に対する上顎の位置を咬合器に移すことが可能となる（図58）。

　ヒトの顔が左右対称であることはきわめて稀なため、フェイスボウを使って模型をマウントすると咬合器の中央には付着されない。実際の顔が咬合器に付着しているようで仕事が行いやすいという意見がある反面、左右対称に人工歯配列しにくいという欠点もある。

　この問題を修正するためには、より精度の高い咬合器（Stratos 300）と三次元的に可動する3Dテンプレート（いずれもIvoclar Vivadent）が必要となる。

## 16　難症例におけるモデルアナリシス（模型解析）

　本項より以降は、高いレベルに到達した歯科技工士が普段何気なく行っている模型解析と人工歯配列の技を、読者の皆さんに分かるように解説する。症例が難しくなればなるほど、プロフェッショナルな技が必要となることは言うまでもない。

　ランドマークに信頼がおけない顎堤吸収やフラビーガムなどの難症例において、前方正中基準点は、臨床側でバイト体に記録した正中線を基に決めるのがもっとも安全な策である。また、後方正中基準点は正中口蓋縫線、あるいは、口蓋小窩の中間点、左右上顎結節の計測中央点を使って決定する（図59）。

　下顎の模型解析はは簡単症例と異なり、とくに臼歯部人工歯配列は歯槽頂線と

## 臨床実践 2 上下顎難症例・ClassⅡ-division 2 で上顎フラビーガム＆高度の下顎顎堤吸収をもつ症例

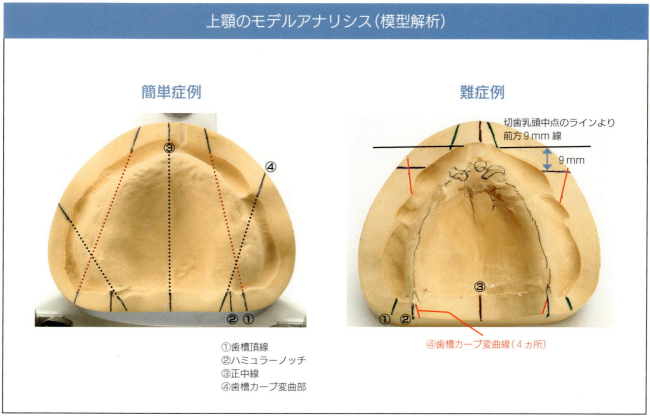

図59　上顎のモデルアナリシス。

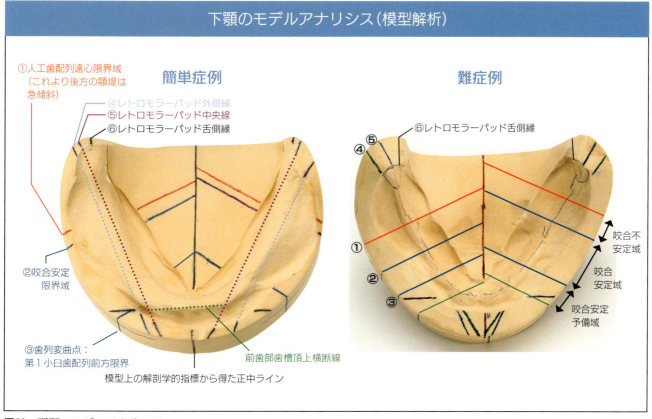

図60　下顎のモデルアナリシス。

# Part 5

## 難症例における前歯部人工歯配列

**上顎中切歯にあえて翼状捻転を与える**

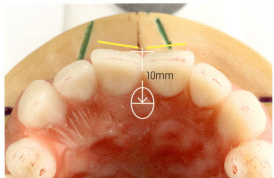

切歯乳頭中央から10mm前方に中切歯唇面が来るように配列（バタフライ状の配列）

**中切歯先端の位置を通常よりも2mm下方へ**

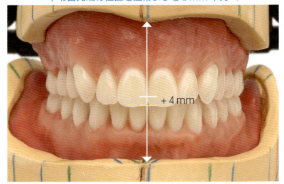

高齢者の多くは上口唇が下垂する傾向が強く、笑っても上顎前歯が見えないことがあるため、中切歯先端の位置をあえて下げる場合もある

**Ⅱ級2類の審美配列**

中切歯唇面豊隆が下顎のフランジに向かうように配列すると審美性が向上する。最終的には、ワックスデンチャーの試適時に患者の意見を聞いて修正を加える
簡単 Class Ⅰ 症例では、上顎臼歯を配列し、最後に下顎前歯を配列したが、今回の症例は Class Ⅱ-2 なので、下顎前歯を先に配列してから、上顎臼歯部を配列したほうが、配列の立体的バランスが整いやすい

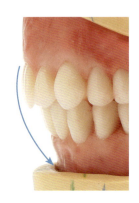

**図61** 難症例における前歯部人工歯配列のポイント。

顎堤のレトロモラーパッドと犬歯残遺を結んだ各線、矢状面から見た顎堤傾斜線、そして咬合安定域の模型診断が重要である（図60）。以下、図にてアトラス的に説明する。

## 17 難症例における人工歯配列

### ①難症例における人工歯配列（上顎前歯）

　このように明らかな顎堤吸収症例では、模型上での前歯部フランジが広いので、前歯配列の前後的許容範囲が顎堤吸収の少ない症例よりも大きくなる。現状の顎堤が吸収した状態から、顎堤が吸収する前の状況を想像して前歯を審美的に配列していかねばならない（図61）。顎堤形態が良好な簡単症例での人工歯唇面豊隆は、切歯乳頭中央から男性が平均で約7mm、女性が約9mmの位置にくるといわれ

# 臨床実践2 上下顎難症例・Class Ⅱ-division 2 で上顎フラビーガム＆高度の下顎顎堤吸収をもつ症例

## 難症例における臼歯部人工歯配列

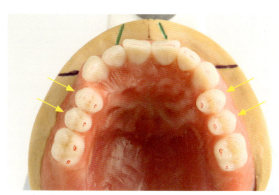
フラビーガムのケースでは上顎第一、第二小臼歯を通常よりも歯槽頂寄りに配列する

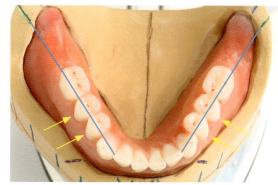
上顎第一、第二小臼歯の歯槽頂寄りの配列に合わせて下顎も配列修正を行う（青線：顎堤の頬舌幅の中央線）

図62 難症例における臼歯部人工歯配列。

ているが、難症例では前歯をそれよりさらに前方に設置することになる。しかし、模型のフランジ前縁よりも前歯を前方に配列しないように注意する。これよりも前歯を前方に配列すると、義歯の審美性が損なわれるばかりでなく、義歯が転覆しやすくなる。とくにClass Ⅱ-2 では、中切歯唇面豊隆の上下延長線が下顎のフランジに向かうと審美的に整いやすい（図61の下図）。

### ②「出っ歯」に見えなくするための匠の技

また、前後的に良い位置に配列しても、上顎6前歯を正面から見て平坦に配列すると、いわゆる「出っ歯」に見えてしまうことが多く、ワックスデンチャー試適時に患者を落胆させかねない。このような失敗を少なくするためには、上顎中切歯をあえて翼状捻転（バタフライ状）させて配列する。そうすることで、前歯が前に出すぎた感じに見えなくなる（図61の左上図）。

また、上顎中切歯の平均的な上下的位置は、上下フランジ間計測距離の中央から正常な被蓋を考慮した2mm下方の位置が一般的である。高齢者の多くは上口唇が下垂する傾向が強く、この位置に配列すると笑っても上顎前歯が見えず、審美性に乏しい。そのため、上顎中切歯を3〜4mm下方に配列することでより高い審美性の回復を図ることができる。本症例もこの条件に該当していた（図61の右上図）。

もちろん、パピラメーター（Candulor，リンカイ）などを使って上口唇下縁の位置を記録し模型上に移行する方法もあるが、パピラメーターの上縁が模型に適合しないことが多いことから、難症例には使い難い。

## 顎堤吸収難症例の配列基準線 —咬合安定域を探す—（分度器を使う方法）

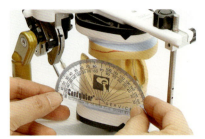

Step 1：分度器で顎堤の傾斜角度を測る（22.5°を超える場所：スキーゾーンには人工歯を配列しない）

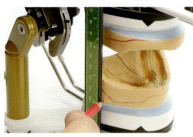

Step 2：後方配列限界線を引く（このラインより後方は顎堤傾斜が急になり、配列不適切域となる）

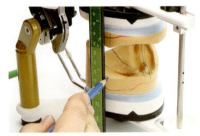

Step 3：咬合不安定域のラインを引く（比較的急な顎堤斜面の後方部）

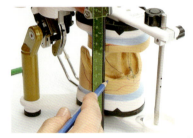

Step 4：後方咬合安定域のラインを引く（比較的平らな顎堤域）

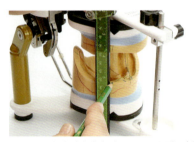

Step 5：前方咬合安定域のラインを引く（犬歯遠心部：小臼歯配列前方線）

**図63** 顎堤吸収難症例の配列基準線。

### ③上下小臼歯の配列（歯槽頂寄りの配列）

#### 1）上顎義歯を落下させないことが最優先

すべてのケースにおいて、上顎義歯を落下させないことが最優先される。とくにフラビーガム難症例における上顎小臼歯は、顎堤良好の症例よりも歯槽頂寄りに配列する（図62）。歯槽頂の近くに人工歯を配列することで義歯を転覆させようとする側方ベクトルを減らすことができる（図62左図）。

#### 2）第2に優先されるのは下顎義歯の吸着による安定

第2に優先されるのは、下顎義歯の吸着による安定である。下顎第一小臼歯と第二小臼歯の中心窩の位置を、意図的に犬歯近心隅角とレトロモラーパッド外側を結んだ基準線よりも内側寄りに配列し下顎義歯の安定を図る（図62右図）。最終的には上下顎の配列を立体的に修正する。このように、簡単症例にくらべ難症例の配列においてはさまざまなオプショナルなテクニックが必要となる。

# 臨床実践2 上下顎難症例・Class Ⅱ-division 2で上顎フラビーガム＆高度の下顎顎堤吸収をもつ症例

## 22.5°の角度を方形ペーパーで作る

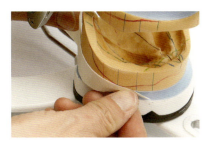
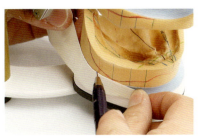
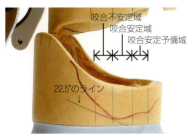

Step 1：22.5°の角度を方形の紙を2度折って作り、模型に当てがってラインを模型に印記するとスキーゾーンが明確になる

Step 2：22.5°のラインが模型に描かれた状態。臼歯を4歯を配列するだけの咬合安定域が不足している

図64 スキーゾーンを判定するための22.5°の角度を模型上に簡便に印記するための方法。

## 顎堤吸収にともなうアーチの変化

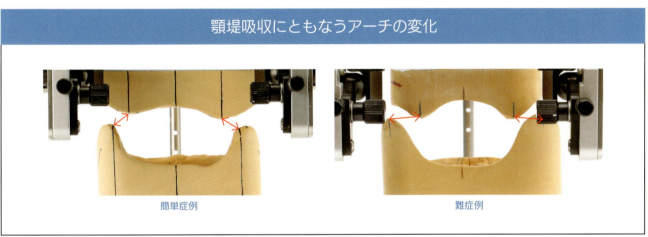

図65 一般的には顎堤吸収が進行すると下顎の顎堤アーチは広がり、上顎顎堤アーチは小さくなる。正面観で第一大臼歯の対向関係が80°を越える場合は、交叉配列にすることで、舌房の縮小から逃れる。この症例は、正常咬合と交叉咬合の境界域にあった症例である。

### ④難症例の大臼歯配列

#### 1）上下顎義歯の咬合安定域を探して配列

本症例のように、下顎のみならず、上顎の顎堤吸収が著しい難症例では、人工歯配列に利用できるランドマークが少ないので、モデルアナリシス（模型解析）がとても大切になる。分度器を使って配列限界域、咬合不安定域、配列安定域、小臼歯部前方位置のラインを模型側面に描くことで、より安定した人工歯配列を行うことが可能となる（図63）。

また、四角形の紙を2度折り、22.5°の角度を作る方法も有効である。下顎模型基底面を基準に模型に角度を描き、それぞれの線を上顎の模型側面に延長して記入する。22.5°を越える顎堤傾斜部で食品を噛むと義歯が前方に滑り出すと考えられていることから、咬合不安定域と診断される。それが本症例において、第二大臼歯を配列していない理由である（図64右図）。

# Part 5

## 人工歯はパウンドラインを大きく超えて内側に配列しない

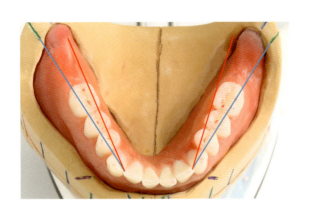
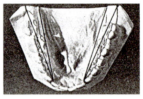
▲ Pound E. Conditioning of denture patients. J Am Dent Assoc 1962 ; 64 : 461-468. より引用
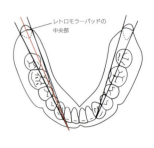

**図66** このように上下顎のアーチに大きなギャップが生じても、パウンドラインを大きく超えて内側に配列してはならない。舌側にはみ出した人工歯が舌根部の動きの邪魔になると、舌は後退位をとり、結果、舌側前方部で封鎖が破壊されて義歯が浮き上がる。どうしてもパウンドラインから外れる場合は人工歯の大きさを小さくする。あるいは、咬合の妨げにならない程度なら舌側側を削ることも多々ある。

### 2）正面観で第一大臼歯の対向関係が80°を越える場合は交叉配列にする（図65）

一般的には顎堤吸収が進行すると下顎の顎堤アーチは広がり、上顎顎堤アーチは小さくなる（図65）。正面観で第一大臼歯の対向関係が80°を越える場合は、交叉配列にすることで、舌房の縮小から逃れる。この症例は、正常咬合と交叉咬合の境界域にあった症例であり、最終的に臼歯正常被蓋を与えている。

### 3）上下顎のアーチに大きなギャップが生じても下顎人工歯をパウンドラインの内側に大きく超えて配列してはならない

簡単症例と比較するとその違いは明白である。このように上下顎のアーチに大きなギャップが生じても、パウンドラインを大きく超えて内側に配列してはならない（図66）。舌側にはみ出した臼歯人工歯が舌根部の動きの邪魔になると、舌は後退位をとり、結果、前方舌側部で封鎖が破壊されて義歯が浮き上がる。

## ⑤難症例の咬合の与えかた

### 1）難症例に有利なリンガライズドオクルージョン

難症例の場合、リンガライズドオクルージョンの1歯対1歯の咬合接触様式を採用することで、患者満足度が高くなると考えられている[82]。また、リンガライズドオクルージョンは、顎堤頂に向かって咬合力を伝えられることから、上顎人工歯を通常よりも頬側寄りに配列しても、上顎義歯の転覆が起こりにくい。リンガライズドオクルージョンを選択する場合は、下顎臼歯の歯軸を少し頬側に起こ

# 臨床実践2 上下顎難症例・Class Ⅱ-division 2 で上顎フラビーガム＆高度の下顎顎堤吸収をもつ症例

## 難症例に有利なリンガライズドオクルージョン

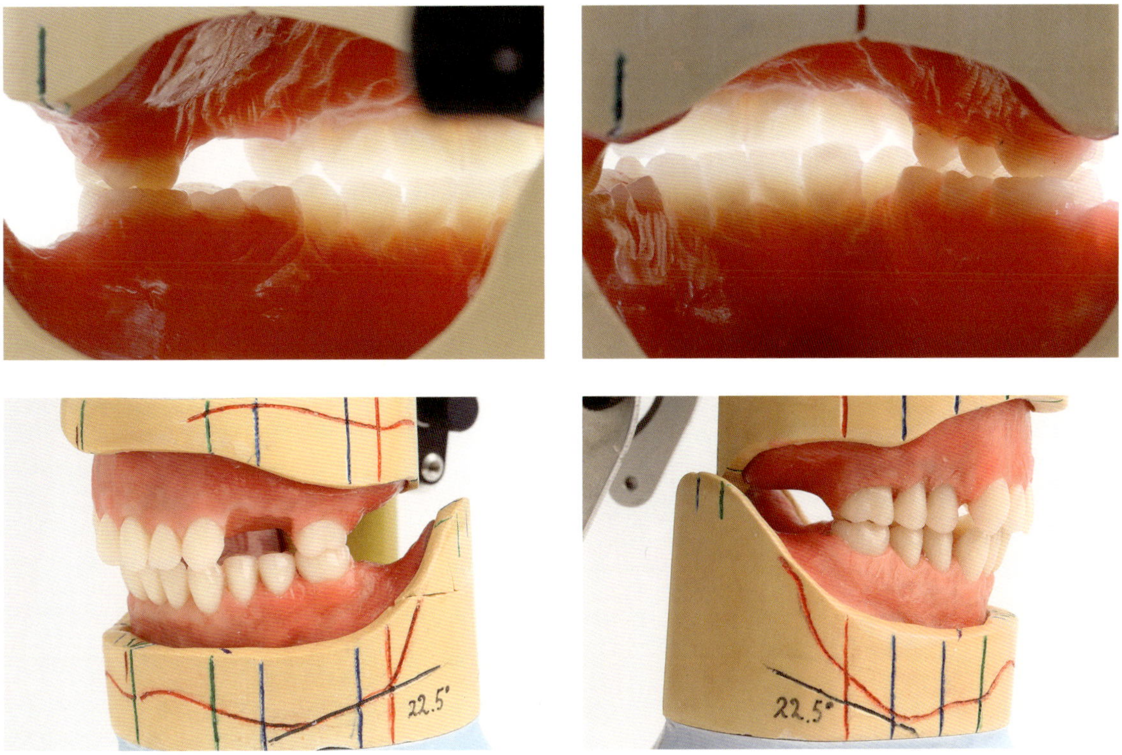

**図67** リンガライズドオクルージョンの1歯対1歯の咬合様式。上顎臼歯の配列順序は、6|6 → 4|4 → 5|5 の順番である。

## 3Dテンプレートの使用法

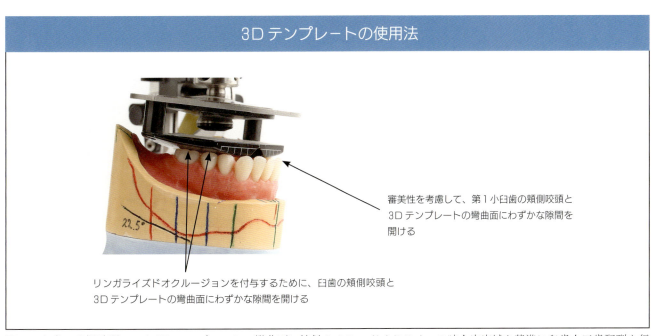

審美性を考慮して、第1小臼歯の頬側咬頭と3Dテンプレートの彎曲面にわずかな隙間を開ける

リンガライズドオクルージョンを付与するために、臼歯の頬側咬頭と3Dテンプレートの彎曲面にわずかな隙間を開ける

**図68** 臼歯の舌側咬頭のみを3Dテンプレートの彎曲面に接触させる。ガイドラインの咬合安定域を基準に臼歯人工歯配列を行う。

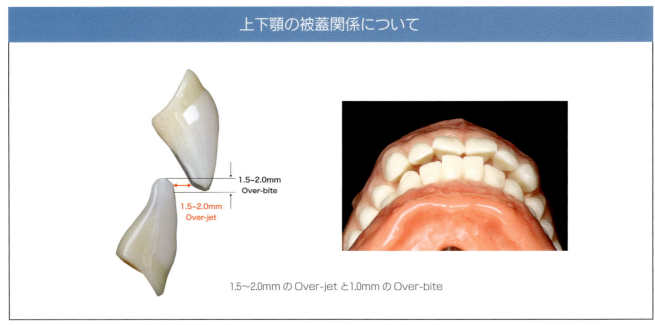

図69　フラビーガム症例では、上下顎の前歯が接触しないように1.5〜2.0mmのOver-jetを保ち続けなければならない。

し、上顎舌側咬頭のみを接触させる。穀物や惣菜が主食の日本食にとって、上下頬側咬頭の隙間をあまり大きく開けないリンガライズドオクルージョンのほうが、食べ物を擦りつぶすのに都合が良い（図67、68）。オプションとして犬歯と隣接する下顎第一小臼歯の頬側咬頭だけをテンプレートに接触させることで、上下顎の頬側咬頭の隙間がなくなるので、審美性が向上するが、このケースでは行っていない。

2）上下前歯の被蓋関係について（Over-jet、Over-bite）

　上顎フラビーガムの原因は、骨密度の低い上顎前歯部顎堤に対する過剰刺激である。この原因を取り除かなければ、フラビーガムの炎症は一向に消退せず、むしろ悪化していくことは明らかである。したがって、生体が上下の前歯の接触を望むのとは裏腹に（Part 3　26〜29ページ）、フラビーガム症例では、上下顎の前歯が接触しないように1.5〜2.0mmのOver-jetを保ち続けなければならない（図69）。また、Ⅱ級2類であるため、Over-biteを浅くし、前後彎曲を通常よりも強めに与えることで、前方滑走時の上下前歯部による単独の接触を避けることができる。

　完成したワックスデンチャーを図70に示す。

# 臨床実践2 上下顎難症例・Class II -division 2 で上顎フラビーガム＆高度の下顎顎堤吸収をもつ症例

## かかる力の方向を意識する

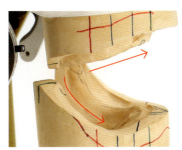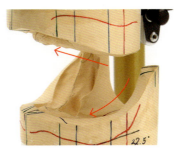

前開き型（Anterior Open-bite）のため、義歯が前方に滑り出しやすい。
義歯床、および歯根方向にかかる力の方向（ベクトル）を意識する

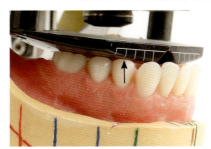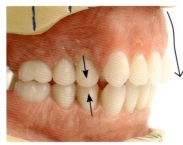

ベクトルを意識した配列の微調整。力が上顎顎堤に対して垂直に伝わるように配列する

女性らしさを出すためにガルウイングを強調せずに人工歯と歯肉部の流れを比較的ストレートに仕上げる

## 人工歯配列および歯肉形成の完了時

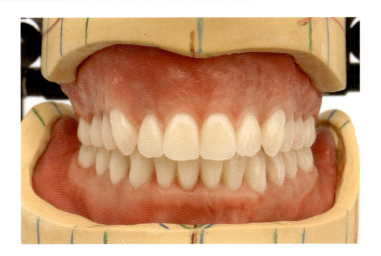

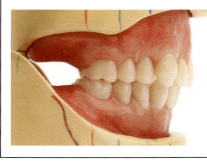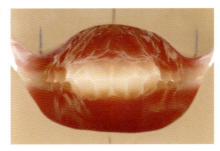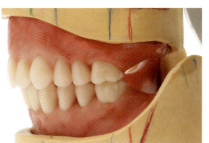

図70a、b　人工歯配列および歯肉形成の完了時。

## Part 5

### Class 2 Division II（審美）―素敵な笑顔を与えるために―

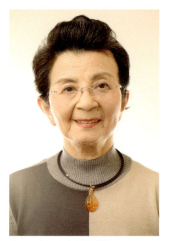

リラックスした正面顔貌
咬合高径

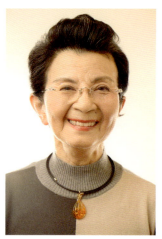

スマイル時
上唇ライン、および下唇ラインと切歯尖端ラインの一致
笑った時に、歯肉が見えないようにすると素敵な笑顔になる
口角と歯の間に適度な隙間が必要
(Buccal Corridor)

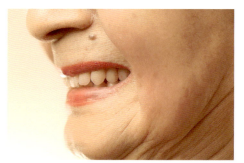

切歯が下唇に当たらないようにする
ガミースマイルにならないこと

図71　ワックスデンチャー試適時にチェックする、審美性に関するポイント。

## 18　ワックスデンチャーの試適

### ①ワックスデンチャー試適で観察するポイント

　ワックスデンチャーの試適は、印象採得や咬合採得などの義歯製作過程の中で唯一患者が参加できる場である。

　読者は気づいているだろうか？　簡単症例において、BPSでは人工歯はろう堤を調整することなく、解剖学的な指標から決められた平均的な位置に配列される。ここに示す難症例のように解剖学的な指標がほとんど失われているケースでは、模型解析だけから最終配列位置を決定することは難しい。ワックスデンチャーの試適で観察するポイントについて以下に示す。

**1）咬合採得のエラーのチェック（咬合高径と水平下顎位）**
　上下顎の顎間関係に狂いはないか、快適な咬合高径かなどを再度チェックする。ゴシックアーチ描記の時点では、描記板が舌を邪魔するため、実際に人工歯を配列した咬合状態と噛み合わせの位置が若干ズレることがある。実際に人工歯が並

# 臨床実践2 上下顎難症例・Class Ⅱ-division 2で上顎フラビーガム＆高度の下顎顎堤吸収をもつ症例

## 転覆試験（スタビライゼーションテスト）―十分な機能を発揮させるために―

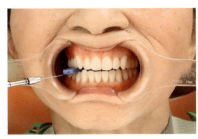
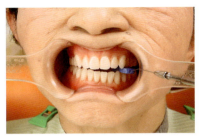
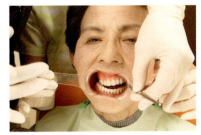

右側臼歯部でシリコーンを噛ませても義歯は転覆しない。人工歯の配列位置はこのままで良いと考えられる

左側臼歯部でシリコーンを噛ませると義歯は転覆した。人工歯の配列位置を転覆しない位置（さらに歯槽頂寄り）にこの場で修正する

図72　口腔内で人工歯の配列位置をチェックすることは、とても重要である。弾性のない模型上と弾性のある顎堤粘膜上では義歯の安定条件が異なるし、対顎関係による義歯の転覆を義歯完成前に防ぐ必要があるからである。

んだ状態で患者を観察することはきわめて重要な作業である。

2）審美性

　人工歯の色や形、正中や水平の再確認、リラックスした状態での顔貌に一致した歯列、スマイル時の上下口唇と人工歯の関係、口角部のコリドー（Buccal Corridor）など、配列全体が患者の希望とマッチしているかどうかを確認する（図71）。

3）転覆試験（スタビライゼーションテスト）

　難症例であればあるほど欠かせないのが、この転覆試験である。機能的にも満足できる状態かを必ずチェックする（図72）。義歯の製作目的に合わせて、オーバーバイトとオーバージェットの量を調整する（図73）。この症例での最終目的は、

　　a．上顎フラビーガムの炎症の改善（機能時の上下前歯人工歯の接触を避ける）
　　b．下顎の著しい顎堤吸収に対し、可能な限り咬合安定域に人工歯を配列する（小臼歯部はやや歯槽頂よりに配列し、下顎義歯の機能時の揺れを減らす）
　　c．上下の歯列弓の大きさのギャップを考慮しながら、上顎義歯が落下しない、下顎義歯が浮き上がらない人工歯配列位置を立体的に調整する

の3つである。

## フラビーガムの改善と上顎義歯の安定を目的に

上顎前歯部のフラビー部の炎症を取り除くためには、上下前歯の接触をさせないことが重要。上下前歯間にスペースを維持することで、フラビー部への刺激が減り、炎症が徐々に消退していく。治療目的によって、上下前歯間のスペースの量を意図的に変えることが重要である

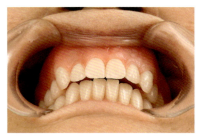 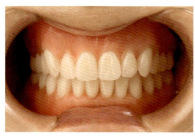 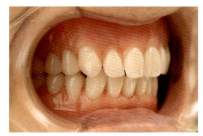

前歯部クリアランス（Over-jet）を2mm付与

また、Over-biteを小さめ（1.0mm）にすることで、下顎前方運動時の前歯の接触をなくす。結果、下顎前歯による上顎義歯の前上方への突き上げが取り除かれる。義歯装着後もこのスペースを維持できるように、定期的な咬合調整を繰り返し行う

図73　フラビーガムの改善と上顎義歯の安定を目的とした、Over-jetとOver-biteの量。

　硬化したシリコーンパテをおよそ3mmの厚さに切ったものを、後ろから順に咬ませ、義歯が転覆するかどうかを観察する。転覆傾向がみられる場合は、その場で人工歯をやや内側の歯槽頂寄りに移動させたり、回転させたりして、義歯の転覆を防止することが実践的解決策となる。

　配列位置の変更の際には、舌房を侵害したり、構音を邪魔するような位置に配列をしないように十分に注意する。

## 19 レジン重合

### ①選択するレジンと重合装置について

　レジンの収縮量に合わせて、精密模型に注入される石膏が選択される。

　イボベースシステム（Ivoclar Vivaent）を用いた重合は、大掛かりな装置が必要なく、ラボを清潔に保てる自動重合システムである。定められた温度管理によって、最適なレジン重合が行える機器である（図74、75）。

### ②スプリットキャストの必要性

　リマウントを行うためには、模型底面にスプリットキャストを付与しておく必要がある。

　いかなるレジン重合方法を選択しても、重合後のレジン収縮による人工歯のわずかな位置移動を避けることは困難であるため、リマウントを行いラボサイドで

# 臨床実践2 上下顎難症例・Class Ⅱ -division 2で上顎フラビーガム＆高度の下顎顎堤吸収をもつ症例

## 埋没

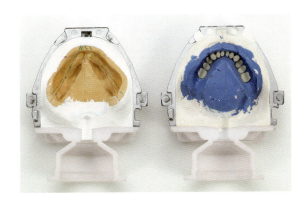
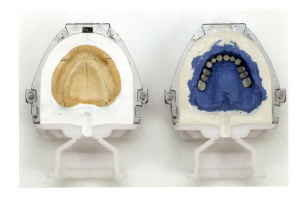
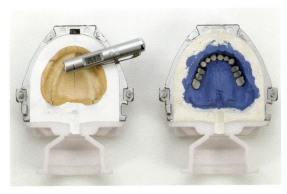
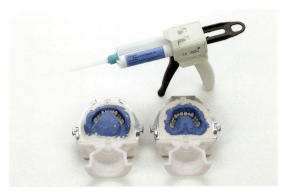

**図74** 二次埋没はバーチャルのヘビーボディタイプ（レギュラー）で行う。重合後割り出したときにレジン義歯の歯頸部に石膏が付着しない。また、三次埋没には超硬石膏と普通石膏を2：8ほどに混和したものを使用する。填入する30秒前にレジンプライマーを塗布し、床用レジンとの接着力を向上させる。

の咬合調整を行っておく。そうすることでチェアサイドでの咬合調整時間が減り、患者の条件に合わせた咬合調整の時間が生まれる。

### ③リマウント後の咬合調整

本症例のように、ゴシックアーチが綺麗に描かれたケースでは、顎関節機能に問題がみられないため、①咬頭嵌合位、②側方運動（両側性平衡咬合に則す）、③前方運動、の3つの調整を行う（**図76**）。

特にゴシックアーチのアペックスがシャープに現れない症例やタッピングポイントが不安定な症例では、イミディエートサイドシフトを考慮したワイドセントリック、ロングセントリックタイプの咬合調整を行うことを薦めている。口腔内で多量の削合をしなければならない咬合調整は、正確さを欠くので、難症例になればなるほど、前もって咬合器上で咬合調整を行っておくことが重要となる。

# Part 5

## イボベースシステムを用いた重合

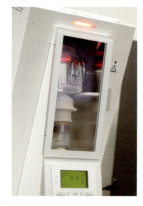
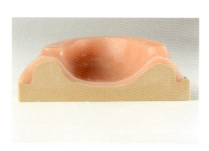

イボベース ハイブリッドのピンクを使用する場合、筆者はイボベースインジェクターに搭載されている残留モノマー低減機能「RMR」を使用しない(ここまで、商品名はすべてIvoclar Vivadent)。そのかわり、重合完了後にポリマックス5(Dreve、リンカイ)で6気圧、55℃にて30分加圧し、その後12時間徐冷した後に割り出している。

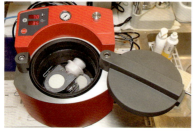
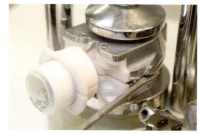
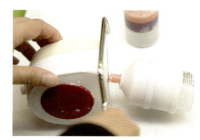

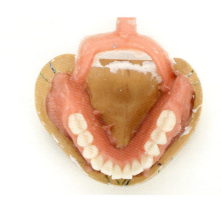
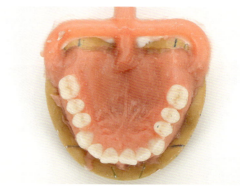
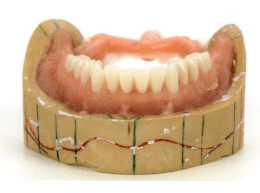
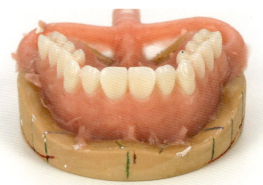

**図75** レジン重合装置・イボベースインジェクターを用いた重合について。筆者(岩城)の歯科技工所では床用レジンにイボベース ハイブリッドのピンクを使用している。筆者の実験によると、耐衝撃性のあるイボベース ハイインパクトやイボベース ハイブリッドのピンク V-Implant よりも、本品のほうが適合が良い。ピンク V-Implant は下地の色を遮断する目的で添加物が多く含まれるためだと思われる。また、上顎のスプルーは歯槽頂上や内側に植立するよりも、図に示すように外側にしたほうが適合は良い。

# 臨床実践2 上下顎難症例・Class Ⅱ -division 2 で上顎フラビーガム＆高度の下顎顎堤吸収をもつ症例

## リマウント後の咬合調整について

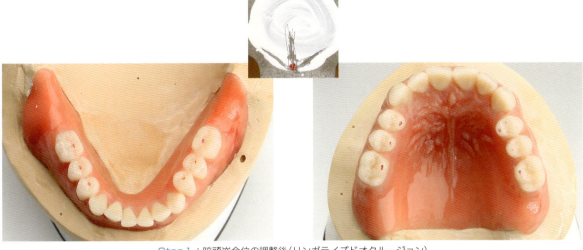

Step 1：咬頭嵌合位の調整後（リンガライズドオクルージョン）

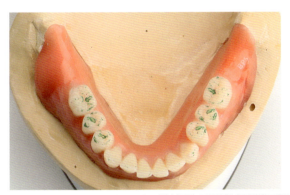
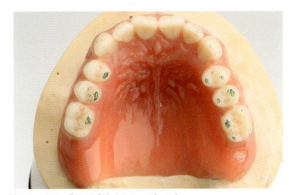

Step 2：側方運動の調整後（両側性平衡咬合に則する、リンガライズドオクルージョン）

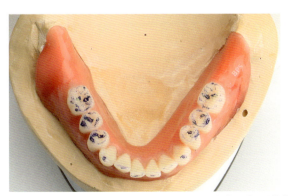
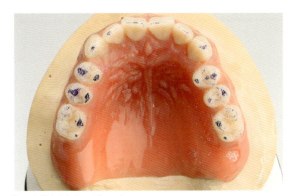

Step 3：前方運動の調整後（リンガライズドオクルージョン）

図76　本症例のように、ゴシックアーチが綺麗に描かれたケースでは、顎関節機能に問題がみられないため、①咬頭嵌合位、②側方運動（両側性平衡咬合に則す）、③前方運動、の3つの調整を行う。

## 20 デンチャーカラーリング（SR Nexco 使用）

デンチャーカラーリング（図77）に関し、本項で示したような女性の難症例と男性の簡単症例の違いは、主に上顎に表われる。下顎のカラーリングに関しては、大きな差はない。

上顎前歯フラビーガムの場合は歯頸部から辺縁までの距離が長いのでintensive gingiva 3を使って下地を2つのトーンに分けることで自然に見えるように心がける。

以下、女性/男性それぞれのデンチャーカラーリングにおいて心がけた点を示す。なお、レジンの名称はすべて SR Nexco（Ivoclar Vivadent）のものである。

①女性
- 女性の柔らかさを表現し、立体感をを作り上げるためにステインレッドを全体に塗布した。
- 義歯床辺縁付近、ならびに小帯を含めて明るさを強調していくためにライナー2を歯根豊隆部に盛り上げた。
- 女性らしさを出すために Gingiva 2の量を少なめに置いた。
- 同様の理由で、Gingiva 1を少なめに遊離歯肉部に築盛した。

②男性
- 男性らしさを表現するために、義歯床辺縁部に多めの Gingiva 2と Gingiva 34をランダムに置いた。規則的に置いてしまうと自然さが出ない。
- 付着歯肉や遊離歯肉部に Gingiva 1を使用した。
- 歯根豊隆部を強調するためにライナー2を多めに盛った。
- Gingiva 1を遊離歯肉部と付着歯肉部に多めに盛ることで、付着歯肉を強調した。結果、少しオレンジがかった色合いになっている。
- 小帯および口蓋皺襞を表現するには、Gingiva 34が最適である。簡単症例の男性では、ライナー2で歯根豊隆部を強調した上で Gingiva 34を加えることによって、歯根がうっすらとオレンジ色に見えるように築盛した。

# 臨床実践2 上下顎難症例・Class II -division 2 で上顎フラビーガム＆高度の下顎顎堤吸収をもつ症例

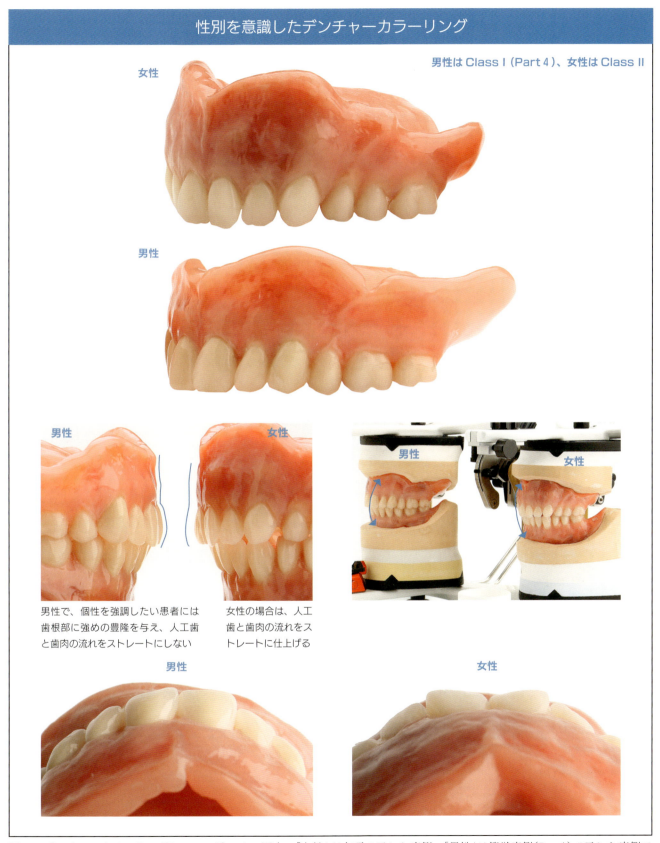

図77　デンチャーカラーリングについて述べる。図中、「女性」が本項で示した症例、「男性」は簡単症例（Part 4）で示した症例である。カラーリングの基本テクニックとしては歯槽粘膜部、そして歯間乳頭部から歯槽粘膜部に向かう血管が走っていることをイメージして薄く塗布する。

# Part 5

## 完成した総義歯の装着

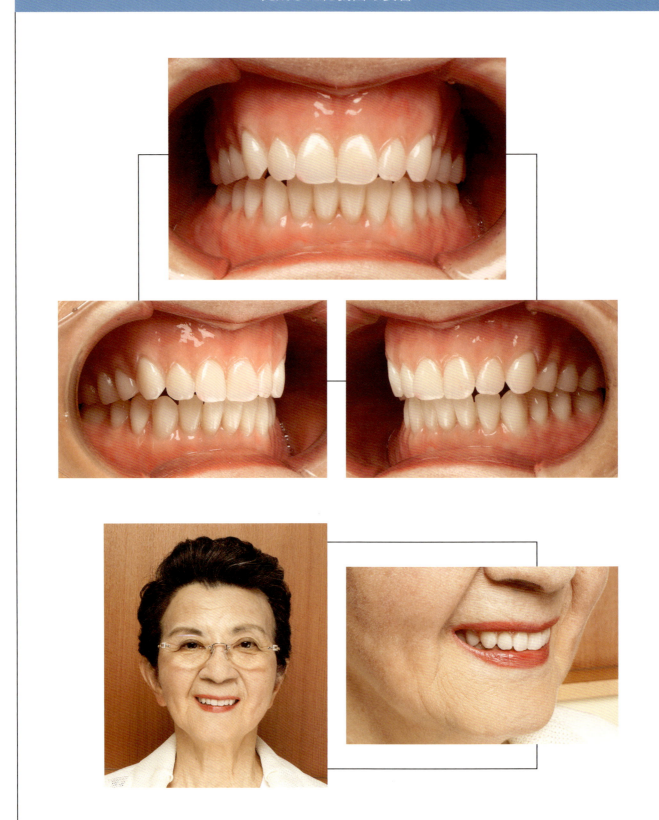

図78a　完成義歯とその装着時。

## 臨床実践2 上下顎難症例・Class Ⅱ -division 2で上顎フラビーガム＆高度の下顎顎堤吸収をもつ症例

（女性独特の丸みのあるやさしい雰囲気を表現した完成義歯）

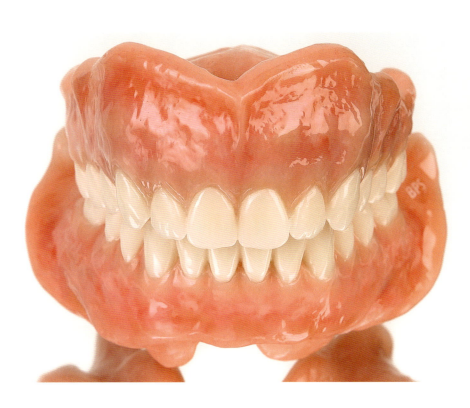

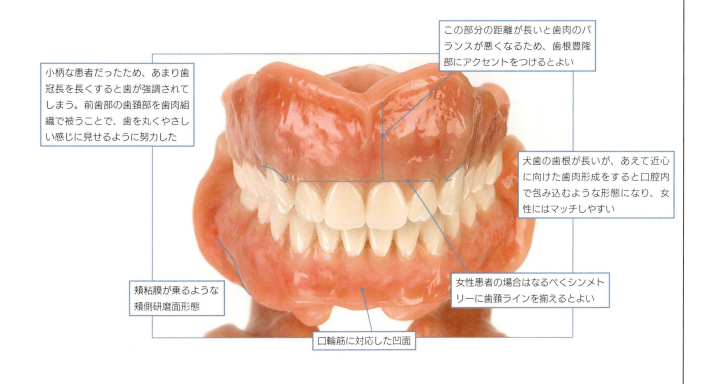

小柄な患者だったため、あまり歯冠長を長くすると歯が強調されてしまう。前歯部の歯頸部を歯肉組織で被うことで、歯を丸くやさしい感じに見せるように努力した

この部分の距離が長いと歯肉のバランスが悪くなるため、歯根豊隆部にアクセントをつけるとよい

犬歯の歯根が長いが、あえて近心に向けた歯肉形成をすると口腔内で包み込むような形態になり、女性にはマッチしやすい

頬粘膜が乗るような頬側研磨面形態

口輪筋に対応した凹面

女性患者の場合はなるべくシンメトリーに歯頸ラインを揃えるとよい

## 完成した総義歯

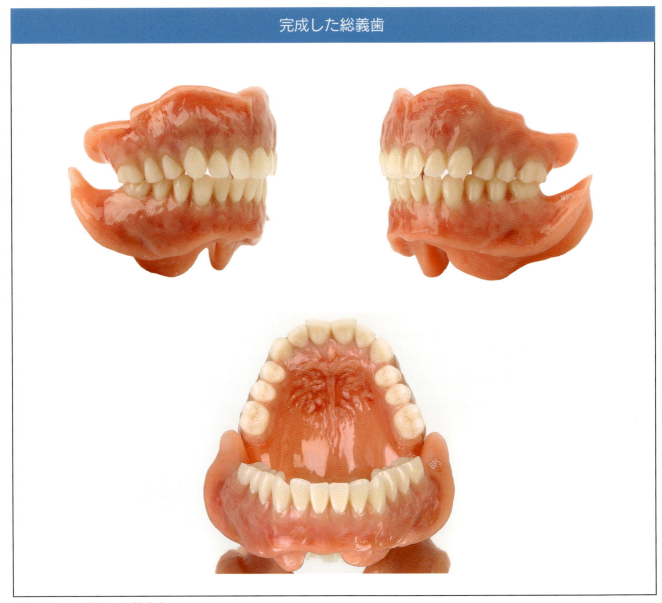

図78b　完成義歯とその装着時。

## 21 まとめ

　図78に完成義歯とその装着時を示す。このClass II-2の難症例を通じてさまざまな技術を学ぶことができる。まずはClass Iで示した基本的な義歯製作技術を修得してからステップアップしてほしい。また、このようなケースの義歯を吸着させ機能的にも審美的にも患者を満足させるためには、歯科医師と歯科技工士の信頼に基づく連携がとても大切になる。義歯治療の技術向上において、歯科医師が歯科技工士を、逆に歯科技工士が歯科医師を育てられる環境がもっとも望ましいだろう。

# Part 6

## Class II - division 1 の義歯製作方法

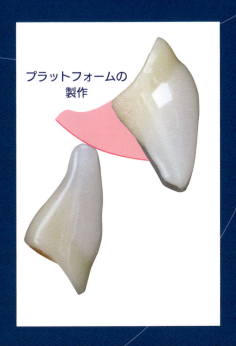

プラットフォームの製作

技工作業担当：小久保京子

## 1 Class II - division 1（II級1類）上顎前突症例

図1に口腔内写真を、図2に下顎の吸着義歯診査結果を示す。

顎堤吸収が著しく、レトロモラーパッド部が不良、さらに下顎位がやや不安定な症例である。前述した基本的な概形印象法、セントリックトレーによる簡易咬合採得法が行われた。そして、個人トレーを用いた精密印象は、開口時の舌後退が緩やかだったので、本書のPart 4のClass Iと同様の方法を用いて行われた。上顎は、犬歯にO-リング・アタッチメントにて十分な維持力が得られているが、これらの歯が近い将来失われることを想定し、総義歯に準じた義歯製作を行った。

このような下顎義歯の吸着条件の悪い過蓋咬合のケースでは、通常の方法で義歯を作っても顎堤粘膜の痛みが消えず、苦労する場合が多い。この項では、その原因がどこにあるのかを明確にして、その解決策を紹介する。

## 2 Class II-1のケースを成功に導くためには

Class II - division 1（以下、Class II - 1）の症例において上顎義歯の安定を壊すのは人工歯の配列位置、そして下顎義歯を不安定にするのは、Class II特有の大

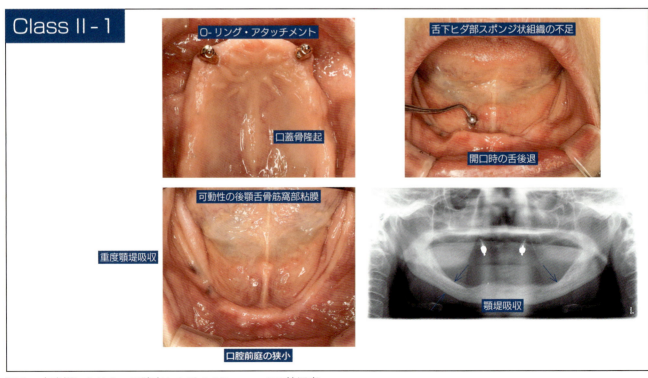

図1　本症例における、口腔内およびパノラマエックス線写真。

# Class II - division 1 の義歯製作方法

## 下顎総義歯の診査項目

| 吸着阻害因子 | 右 良好 | 右 中等度 | 右 不良 | 左 良好 | 左 中等度 | 左 不良 |
|---|---|---|---|---|---|---|
| 1. 顎堤形態 | | | ☑ | | | ☑ |
| 2. 舌下ヒダ部スポンジ状組織 | | ☑ | | | ☑ | |
| 3. 後顎舌骨筋窩部の義歯延長の余裕 | | ☑ | | | ☑ | |
| 4. 梨状のレトロモラーパッド | | | ☑ | | | ☑ |

**レトロモラーパッド**（リスク1つは中等度、2つ以上は不良に☑）

|  | 右側 | 左側 |
|---|---|---|
| 1. 前方1/2に硬い線維性組織があるかどうか | (ある、少ない、ない） | (ある、少ない、ない） |
| 2. サイズ | (大きい、中、小さい) | (大きい、中、小さい) |
| 3. 傾斜角度 | (緩、中、急) | (緩、中、急) |
| 4. 開閉口時の変化量 | (小さい、中、大きい) | (小さい、中、大きい) |

| 吸着阻害因子 | | | |
|---|---|---|---|
| 5. 開口時の舌後退 | ☐正常（2cm以内） | ☑軽度後退（2〜4cm） | ☐重度後退（4cm以上） |
| 6. 顎間関係 | ☐Class I | ☑Class II　II-2 | ☐Class III |
| 7. 下顎位 | ☐誘導位と習慣性咬合位が一致 | ☑誘導位と習慣性咬合位の2mm以上のズレ | ☐2mm以上のズレと不安定なタッピング位 |
| 8. 顎関節機能 | ☑正常 | ☐機能異常あり | ☐重度な機能障害（クリック音、痛み） |

その他の特記事項：
義歯装着期間、前歯部フラビーガム、下顎フラビーガム、オトガイ棘、下顎前歯部口腔前庭の狭小、など　→　下顎前歯部口腔前庭の狭小、多量の後顎舌骨筋窩部のフラビー組織

図2　本症例における、診査表での診査結果。

きな被蓋関係が原因である。

Class II-1では、上顎前歯部アーチが尖形（前細り）の形態が多く、通法に則して人工歯配列を行うと上顎小臼歯が歯槽頂よりもかなり外側へ配列されることになる。その結果、小臼歯部で食品を咬むと側方離脱力が働き、上顎義歯が簡単に転覆し、落下してしまう。また、下顎義歯も機能時の揺れが大きくなる。

前歯部人工歯配列においては、Class II 特有のに大きなオーバージェット（水平被蓋）が生まれ、咀嚼中に上下の前歯がまったく接触することなく下顎臼歯のみの安定に頼ることになるため義歯が動きやすく吸着が破壊されやすい。この2つの問題を解決する方法を、この項で述べる。

# Part 6

## Class II-1の臼歯部人工歯配列

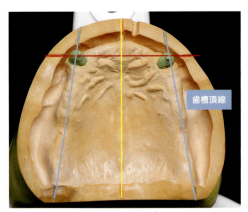
上顎犬歯の位置が、
第1横口蓋ヒダの先端から前方9mmの位置にある

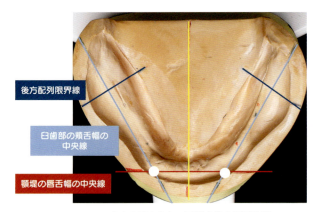
2本の線の交点：下顎犬歯の配列位置

後方配列限界線
臼歯部の頬舌幅の中央線
顎堤の唇舌幅の中央線

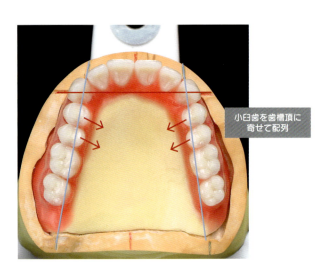
小臼歯を歯槽頂に寄せて配列

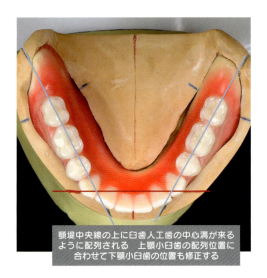
顎堤中央線の上に臼歯人工歯の中心溝が来るように配列される　上顎小臼歯の配列位置に合わせて下顎小臼歯の位置も修正する

歯槽頂線

図3　Class II-1の臼歯部人工歯配列。

### ①Class II-1の上顎義歯の転覆を防ぐための人工歯配列

　例外はあるものの、一般的には、顎堤形態が方形な場合はClass II-2の配列になりやすく、尖形な場合は、Class II-1の上顎前突の配列になりやすいと言われている。

　本症例では残存犬歯の位置と患者の過去の写真から、Class II-1の配列を選択した。上顎前歯の転覆を防止するためには、上顎小臼歯部の人工歯を審美性を侵さない範囲で歯槽頂寄りに配列することに尽きる（図3）。上顎義歯を上外方へ傾ける側方ベクトルを可能な限り減らすことで上顎義歯の転覆を防ぐ。上顎第一、第二小臼歯が内側に入りすぎて審美性を害する場合は、大きめの人工歯を使ったり、図4に示すようにシェルを貼って審美性の回復を行う。

# Class Ⅱ - division 1の義歯製作方法

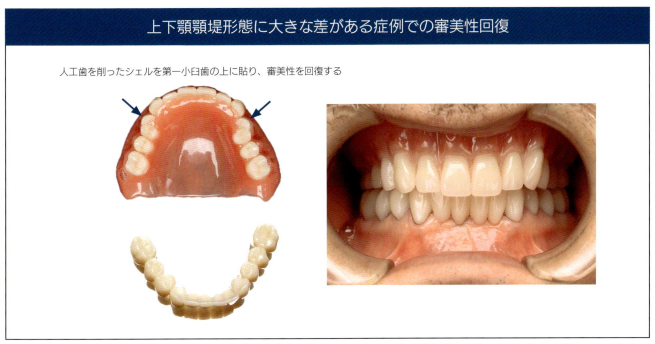

**図4** 第一、第二小臼歯が内側に入りすぎて審美性を害する場合は、大きめの人工歯を使ったり、本図に示すようにシェルを貼って審美性の回復を行う。

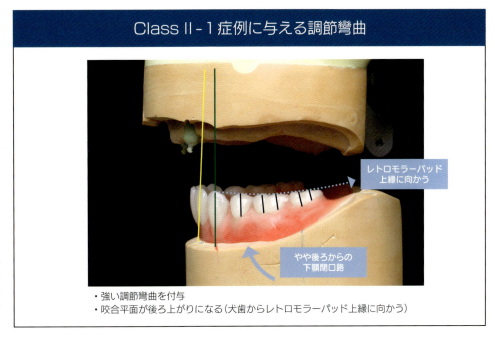

**図5** Class Ⅰ にくらべ、Class Ⅱ の閉口路はやや後ろから上前方に向かう。この下顎閉口路に対し咬頭干渉を避けるためにやや強めの調節彎曲を与える。

## ② Class Ⅱ-1における下顎閉口路に合わせた人工歯配列

　Class Ⅱ-1では、やや強めの調整彎曲を下顎閉口路に合わせて付与する（図5、6）。オーソシット Orthotyp（Orthosit）PEのT-Type 人工歯（Ivoclar Vivadent）は、Class Ⅰ症例に用いるNormalタイプにくらべ、頬側咬頭を中心とした咬合関係を構築するために大きめに作られ、頬側咬頭傾斜も後方から入ってくる下顎

# Part 6

### Class II-1におけるオーバーバイトの与え方

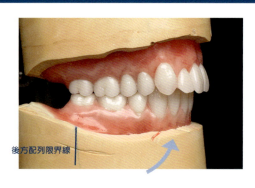
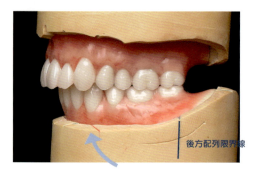

- 上顎第一小臼歯から第1大臼歯にかけて深い被蓋 Over-bite を付与
- 強い調節彎曲を与えると側方運動や前後運動の際に最後方に咬頭干渉が起きやすいので第二大臼歯の被蓋を浅くする
- この症例では機能性と審美性を考慮し、下顎第1小臼歯を省いた、一見 Class I にみえる犬歯関係を付与している

図6　Class II-1 における人工歯配列のコツ。

### Class II-1における人工歯削合調整のコツ

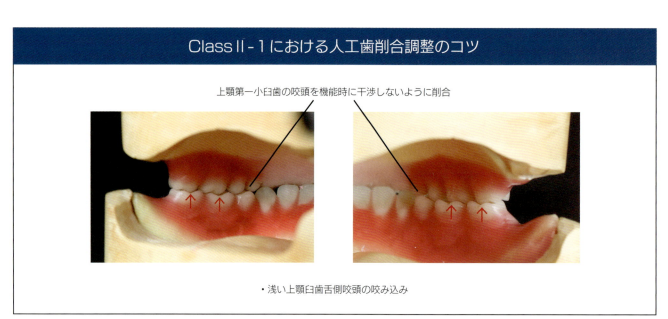

- 浅い上顎臼歯舌側咬頭の咬み込み

図7　Class II-1 における人工歯削合調整のコツ。

閉口路に合わせて急角度に作られている（**図7**）。
　また、上顎臼歯舌側咬頭の咬み込みが浅くなる分（機能時の咬頭干渉を減らす目的）、下顎臼歯頬側咬頭をしっかり嵌合させる。

# Class Ⅱ – division 1 の義歯製作方法

図8 Class Ⅱ-1 で大きく開いてしまう上下前歯間のスペース。

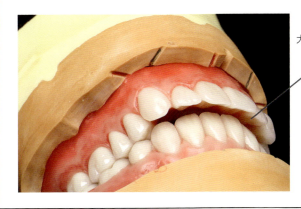

図9 咀嚼中の3点接触。

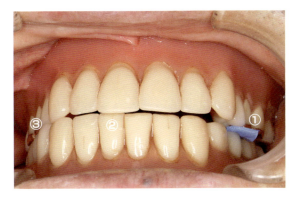

### ③ Class Ⅱ-1 で大きく開いてしまう上下前歯間のスペース

　下顎前歯の人工歯配列は、上顎前歯位置から独立した状態で、BPSに則した配列を実施する。とくに下顎前歯の基底部が顎堤上に来るように配列されることから、上顎と下顎前歯部間に大きなスペース（over-jet：オーバージェット）が生まれることになる（図8）。

　健康有歯顎者の天然歯における上下前歯間のスペースはわずか0.1〜0.2mmである。私たちの生体は、この隙間を小さくすることで、下顎運動を直線的にしていることに気づく。また、無歯顎者においても咀嚼の最終段階において Class Ⅰでは左右臼歯のコンタクト（片方は食片を介してのコンタクト）と前歯部のどこかがコンタクトして三点接触（Tripod Contacts）を作り上げることで咀嚼時の義歯の動きを減らしている（図9）。とくに Class Ⅱ-1 における大きな上下前歯間

# Part 6

## 上顎前歯口蓋部に下顎前歯が接触するプラットホームの製作

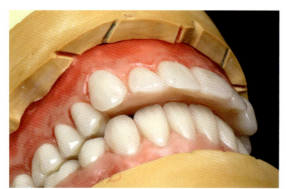

下顎前歯が接触するようにプラットホームをワックスで製作

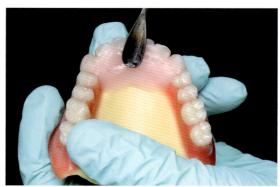

ワックスデンチャー試適時にワックスを軟化し、口腔内に挿入

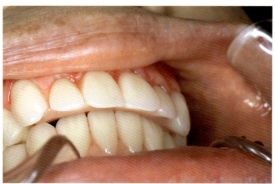

患者に前後側方の滑走運動を行ってもらう

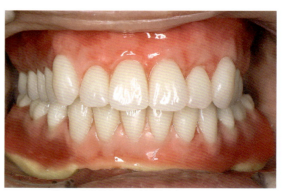

患者に前後側方の滑走運動を行ってもらう

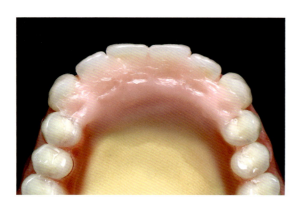

ワックスが上記の運動に合わせて削れ、機能運動路がプラットホームに形成される。口蓋隆起の形態を考慮してワックスを形態修正し、レジン重合にて置換する

図10　上顎前歯口蓋部に下顎前歯が接触するプラットホームの製作。

# Class II - division 1 の義歯製作方法

**Class II - 1 におけるプラットホーム付与前後の比較**

前歯部クリアランスが大きい　　　　　下顎が止まる位置としての
　　　　　　　　　　　　　　　　　プラットホームを作る

前後の遊びが大きいチューイングサイクル　　機能に無駄のないストレートなチューイング
　　　　　　　　　　　　　　　　　　　　サイクル(Straight Chewing Rotation)

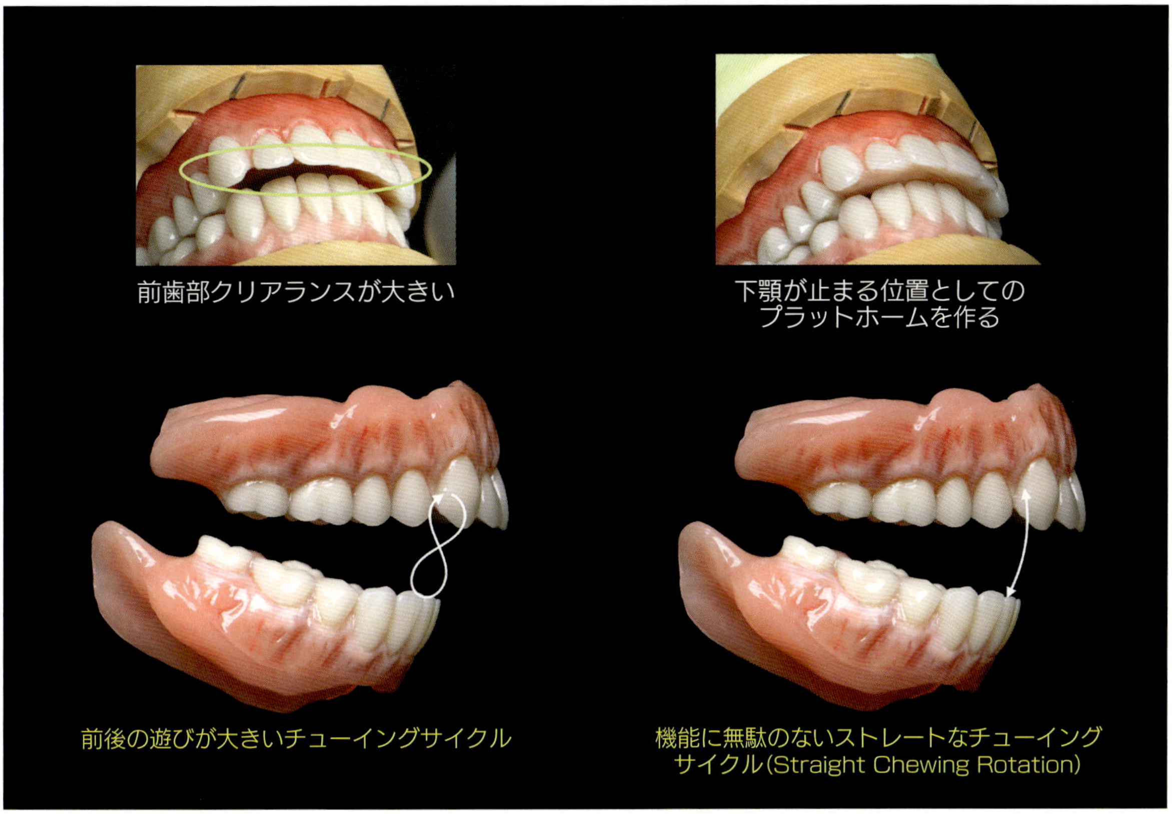

図11　Class II - 1 におけるプラットホーム付与前後の比較。

のスペースは、機能時の側方面からみたチューイングサイクル(Anteroposterior width of chewing rotation)の幅を大きくしてしまう。また咀嚼時に、上下の前歯部コンタクトが得られず、臼歯部だけの2点コンタクトとなり義歯が前後に大きく揺れてしまう。その結果、義歯の顎堤上での動きが増加し、痛み(Denture stomatitis)となって現れる。

　この問題を解決する目的で、上顎前歯口蓋部に下顎前歯が接触するプラットホームを製作する(図10、11)。健康有歯顎者と同じように、下顎運動の終点(前歯の接触：Anterior stop)を作ることで、Class II - 1 でも下顎運動を直線的にすることが可能となる。たしかにこのプラットホームは、構音障害をもたらす可能性があるだろう。しかし、義歯の製作目的の中でもっとも重要なことは「痛くなく家族といっしょに同じスピードで食事ができること」であり、咀嚼が最優先されなければならない。構音障害の影響は各国の言語によって大きく異なる。ちなみに、私の治療経験では、このプラットホームの影響で日本人患者が構音障害を訴えたことはない。完成時の状態を図12に示す。

# Part 6

## Class II-1に対応した総義歯の完成

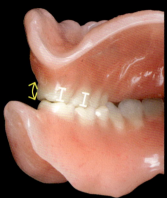

Class II では、上顎頬側面が長く、舌側咬頭の長径が短いのが特徴

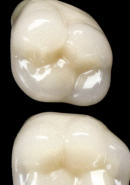

使用した人工歯（SR オーソシット PE T-タイプ、Ivoclar Vivadent）

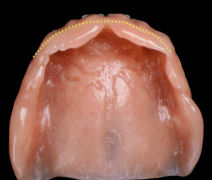

模型上で観察された上顎前歯部顎堤形態は方形である。一般的に尖形の顎堤が Class II-1 と考えられているが、患者の術前写真や、残存している左右上顎犬歯から、Class II-1 と診断し、配列を行った

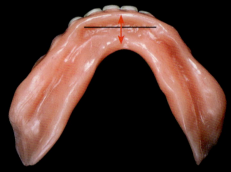

下顎は、吸着義歯の製作方法に基づき、下顎前歯の歯根基底部を顎堤の幅の中央に置く

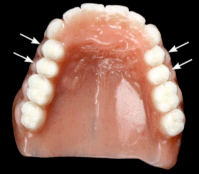

義歯の転覆を避けるために、第一、第二小臼歯を歯槽頂寄りに配列

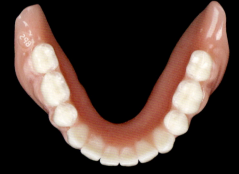

Class II の下顎頬側咬頭外斜面の面積は広く、角度は急になっている。舌側咬頭内斜面の面積は狭く緩やかな角度になっている。

図12　Class II-1 に対応した総義歯の完成時と、その特徴。

# Class II - division 1 の義歯製作方法

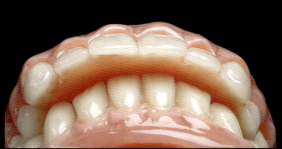

アンテリアストップ（前歯終着位）を作る目的で製作されたプラットホーム

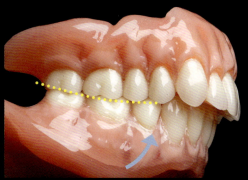

後方から上前方に向かう閉口路に合わせて調節彎曲をClass Iよりも強く与える。上顎臼歯頬側咬頭の下顎臼歯頬側咬頭に対する被蓋は、前方から大臼歯部に向かって徐々に小さくなる。

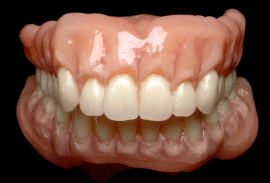

Class II-1の大きなオーバージェットとオーバーバイト

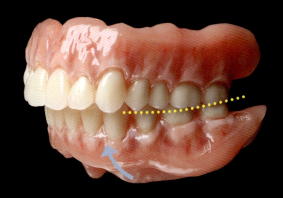

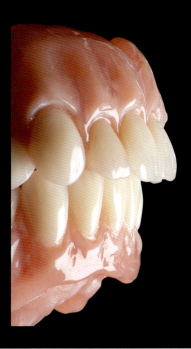

審美性を考慮したClass II-1の完成義歯

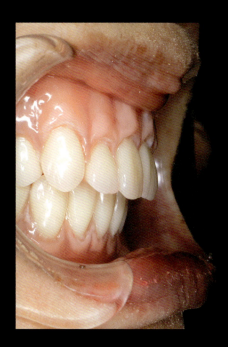

# 3 まとめ

　ClassⅡ-1の過蓋咬合症例の人工歯配列で問題になるのは、前歯部に大きなOver-jetが生まれ、それが下顎運動や下顎義歯を不安定にするという点である。この問題を克服するために、上顎前歯部の裏側にプラットフォームを設け、下顎の運動をストレート化することで、下顎義歯の動きの少ない合理的な咀嚼を患者に営ませることができる。また、上下顎歯列弓の大きさやズレによって生まれる上顎義歯の転覆は、上顎第一、第二小臼歯を歯槽頂よりに配列することで、避けることが重要である。そうすることで、上顎義歯が安定し、下顎義歯が吸着する。

# Part 7

## 顎機能障害をともなった Class III の義歯製作方法

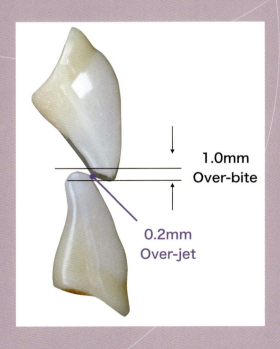

1.0mm Over-bite
0.2mm Over-jet

技工作業担当：須藤哲也

Part 7

## 1 Class Ⅲ難症例

　本項では、上顎の中度フラビーガム、下顎の著しい顎堤吸収と開口時の強いオトガイ緊張による義歯の跳ね上げ、顎機能障害をともなった Class Ⅲ義歯製作過程を紹介する（図1、2）。Class Ⅲのほとんどの患者が Class Ⅰの顔貌を望む。結果、上顎前歯の配列位置が上顎顎堤よりかなり前方に設置されるので、義歯の安定を得ることがたいへん難しくなる。上顎義歯が安定したかと思うと下顎義歯が浮き上がり、下顎義歯が吸着したかと思うと上顎義歯が落下するという、誰もが臨床で悩むケースである。

　また、この症例では新義歯を製作する際に咬合高径を約8mm挙上している。新義歯による咬合改善が行われた後、下顎が変位したため、リマウントによる咬合調整法についても本項で併せて紹介する。

## 2 難しくなるセントリックトレーの扱い（図3）

　簡単症例においては、セントリックトレーを用いて上下を同時に印象する方法を紹介した。この Class Ⅲ症例では、まずはじめに下顎をシリコーンパテで印象採得し、続いてフラビーガムの上顎顎堤を硬めのアルジネートで印象採得する2回法を行っている（Part 5 の90ページの図14を参照）。

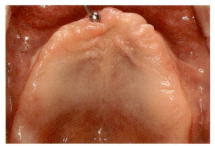
上顎前歯部の軽度フラビーガム（ストッパーでフラビー部を押した状態）

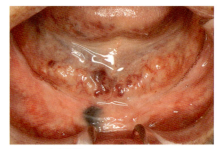
臼歯部顎堤はかなり吸収していて、前歯部顎堤は平坦で舌側・唇側のフランジがほとんどない

▲ Class Ⅲ
▲ 上顎フラビーガム
▲ 下顎顎堤吸収

難易度アップ：More Difficult

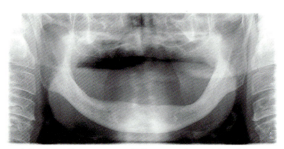
十分な顎堤がパノラマでは観察されるが、口腔内の状況とはまったく異なる点が Class Ⅲの特有の口腔内環境である

図1　本症例における、口腔内およびパノラマエックス線写真。

# 顎機能障害をともなった Class III の義歯製作方法

## 下顎総義歯の診査項目

| 吸着阻害因子 | 右 良好 | 右 中等度 | 右 不良 | 左 良好 | 左 中等度 | 左 不良 |
|---|---|---|---|---|---|---|
| 1. 顎堤形態 | | ☑ | | | | ☑ |
| 2. 舌下ヒダ部スポンジ状組織 | | | ☑ | | | ☑ |
| 3. 後顎舌骨筋窩部の義歯延長の余裕 | | ☑ | | | ☑ | |
| 4. 梨状のレトロモラーパッド | | ☑ | | | | ☑ |

**レトロモラーパッド**（リスク1つは中等度、2つ以上は不良に ☑）

|  | 右側 | 左側 |
|---|---|---|
| 1. 前方1/2に硬い線維性組織があるかどうか | （ある、少ない、ない） | （ある、少ない、ない） |
| 2. サイズ | （大きい、中、小さい） | （大きい、中、小さい） |
| 3. 傾斜角度 | （緩、中、急） | （緩、中、急） |
| 4. 開閉口時の変化量 | （小さい、中、大きい） | （小さい、中、大きい） |

| 吸着阻害因子 | | | |
|---|---|---|---|
| 5. 開口時の舌後退 | □正常（2cm以内） | ☑軽度後退（2〜4cm） | □重度後退（4cm以上） |
| 6. 顎間関係 | □Class I | □Class II | ☑Class III |
| 7. 下顎位 | □誘導位と習慣性咬合位が一致 | ☑誘導位と習慣性咬合位の2mm以上のズレ | □2mm以上のズレと不安定なタッピング位 |
| 8. 顎関節機能 | □正常 | □機能異常あり | ☑重度な機能障害（クリック音、痛み） |

その他の特記事項：
義歯装着期間、前歯部フラビーガム、下顎フラビーガム、オトガイ棘、下顎前歯部口腔前庭の狭小、など → 上顎前歯フラビーガム、下顎前歯部の唇舌側の口腔前庭が浅い、開閉口時に左顎関節にクリック音

図2 本症例における、診査表での診査結果。

## 3 Class III の個人トレーの製作（図4、5）

　Class III の患者の特徴は、下顎閉口路が Class I よりも前方から入ってくるため、その分、咬合平面がやや後ろ下がりになる。レトロモラーパッドの前方1/3〜1/2に向かってトレーの咬合平面を完成させることで閉口時に上下の咬頭が干渉せずに咬頭嵌合位に収まることができる。また、開口時のオトガイ部の緊張が強い Class III では、唇側の研磨面を後方傾斜させてトレーに対する口唇による離脱力を軽減する。上顎の顎堤に対し、下顎顎堤が前方に出ているので、下顎のバイトリムマウント（白いプレート）が上顎よりも少し前に設置される。

# Part 7

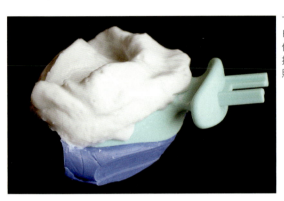

図3 セントリックトレーによる簡易バイト（2回法）。

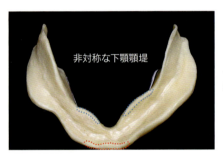
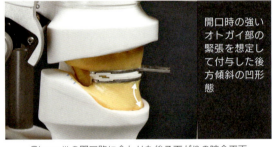
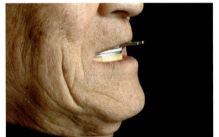
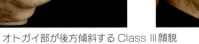

図4 Class Ⅲの個人トレー製作。

## 4 上顎の精密印象（図6）

Class Ⅱ-2（2級2類）で紹介したフラビーガム部をシリコーンパテによって後方へ立ち上げる印象法は、この症例では行っていない。フラビーが軽度だったためである。

難症例では現場の判断力と臨床適応力が求められる。

# 顎機能障害をともなった Class III の義歯製作方法

## Class III のトレーの試適と調整

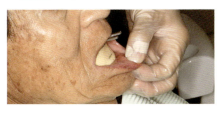
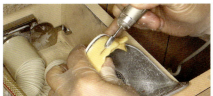

トレーの試適と調整
口腔内で下口唇が強く当たる部分をマークし、凹形態を作り、開口時にトレーが下口唇によって跳ね上げられなくなるまで調整する

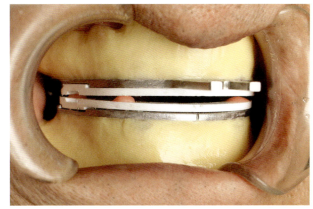

咬合採得エラーをワックスでチェック
上下プレート間に不均等なスペースがみられたため、ワックスをこのまま残し、精密印象を行った。ワックスにより、個人トレーは顎堤に均等に圧せられることになる

図5　Class III のトレーの試適と調整。

## Class III の印象採得とゴシックアーチ描記

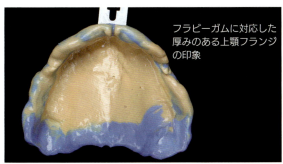

フラビーガムに対応した厚みのある上顎フランジの印象

中度のフラビーガムだったので、Class II-2（II 級 2 類）で紹介したパテを用いたオプショナルな印象法は用いず、ヘビーボディで辺縁形成を行い、ライトボディにて最終印象を行った。上下顎印象採得完了後に、機能的ポストダム法（バーチャル モノフェーズ）により後縁部の封鎖を強化した。

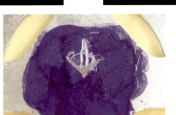

顎機能障害が疑われる小さなゴシックアーチの図形
義歯装着後の下顎位の変位が予測される

シリコーンパテによる舌側の封鎖強化

シリコーンパテを使って舌側の封鎖を強化した後、ヘビーボディで辺縁形成を行い、ライトボディにて最終印象を行った。唇部は口腔前庭の狭小が認められたが、必要以上に厚みを与えると Class III 特有の下口唇による離脱力が増すため、パテは用いず、トレー辺縁の厚みを与えて対応した（Part 5 の 112 〜 114 ページ参照）。

図6　Class III の印象採得とゴシックアーチ描記。

# Part 7

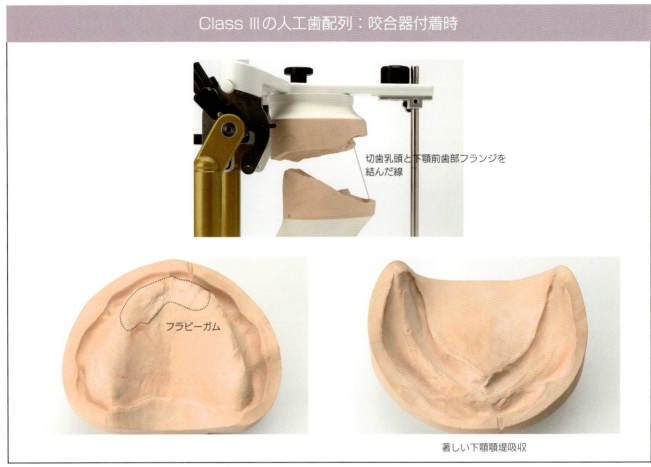

図7　今回症例として用いたClass IIIの模型。

## 5　下顎の精密印象（図6）

　通常、唇側部に口腔前庭の狭小が認められた場合は、パテを使ったリップサポートの強化を行う。しかし今回のケースのように、必要以上に下顎唇側に厚みを与えるとClass III特有の下口唇による離脱力が増すため、パテは用いず、トレー辺縁に厚みを与えることで対応した。

## 6　ゴシックアーチ（図6）

　アペックスとタッピングポイントが一致してはいるものの、下顎の運動範囲が異常に小さく、左顎関節部の開閉口時のクリック音が顎運動に大きな影響を与えている。したがって、新義歯装着後の小さな下顎位の変化や顎機能に合わせた細かな咬合調整が必要となる。

# 顎機能障害をともなった Class III の義歯製作方法

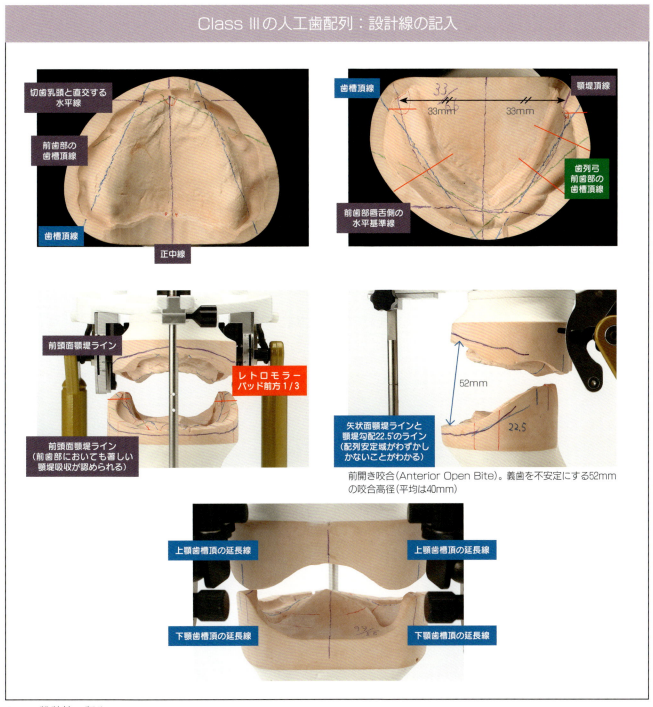

図8 設計線の記入。

## 7 Class III の人工歯配列

　Class III は一般的に前歯のみならず（図7）、臼歯部においても上顎顎堤に比べて下顎顎堤が大きくなることから反対咬合となる[84]（模型解析の手技は Part 4 を参照、図8）。

## Class IIIの人工歯配列：上顎前歯部の配列

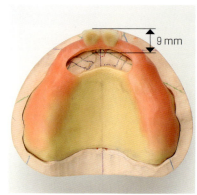
切歯乳頭を指標にして上顎中切歯を配列

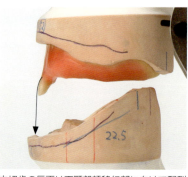
中切歯の唇面は下顎歯肉頬移行部に向けて配列すると審美が整いやすい

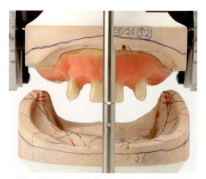
第一横口蓋ヒダを指標に上顎犬歯を配列
前歯部歯肉頬移行部間距離52mm（長貌）
上下中間点26mm（＋Over-bite 2 mmを中間値に加えて上顎前歯切縁の位置は上顎歯肉境移行部から28mm）

図9 上顎前歯部の配列。

## Class IIIの人工歯配列：下顎犬歯の配列

上顎側切歯と犬歯の隅角へ嵌まり込むように、Over-jetを少なく下顎犬歯を配列

図10 下顎犬歯の配列。

　Class IIIの矢状顆路角はClass Iよりも小さく、調節性咬合器であれば15°程度とし、Over-jetは0〜1 mm程度とする（小さいほうがより良い）。また、義歯のOver-biteは審美性を考慮して0.5〜1 mm切端咬合あるいは被蓋の少ない正常咬合にする。

　通常、下顎前歯の切縁位置の設定は上下咬合高径の1/2とする。ワックスデンチャー時のOver-jetは0 mmで上下前歯を接触させる。また、Over-biteもこ

# 顎機能障害をともなった Class III の義歯製作方法

## Class III の人工歯配列：下顎臼歯部の配列

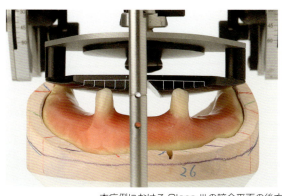
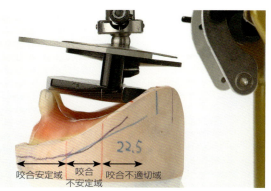

本症例における Class III の咬合平面の後方基準は、レトロモラーパッドの1/3の高さに設定
（やや後下がりになる）

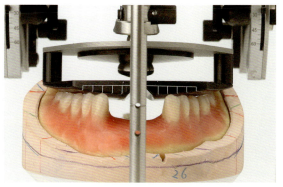
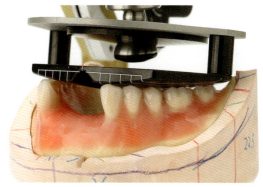

3Dテンプレートの彎曲面に対し、第一小臼歯頬側咬頭、第二小臼歯頬側、舌側遠心咬頭、そして大臼歯はすべての咬頭を接触するように配列する

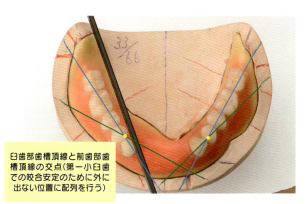
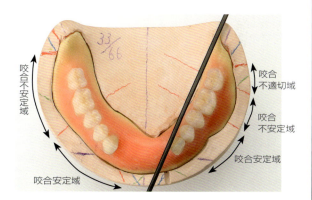

パウンドラインよりも臼歯が中に入らないように注意し、歯槽頂、顎堤の中央に配列する。左側最後臼歯が咬合不可能域に配列してあるが、Class III の症例で安定した咬合を得るために大臼歯は重要であるため、口腔内での転覆試験を歯科医師に行ってもらう

図11 下顎臼歯部の配列。

の時点では2mm与えておいた。本症例では咬合器上で最終的な前方側方運動調整を行った結果、Over-bite は1mm、Over-jet も0.2mmの前歯部クリアランスが付与された。

本症例では臼歯の人工歯を Class III 用の交叉咬合用として唯一発売されているオーソシットKタイプ（クロスバイト用、Ivoclar Vivadent）を利用した。前歯については同メーカーのビボデントを選択した。

# Part 7

## Class III の人工歯配列：上顎第一大臼歯の配列

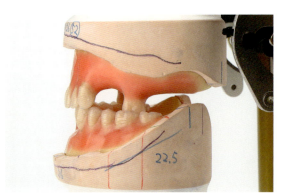

アーチの小さい上顎義歯の転覆を避けるために、上顎第一大臼歯をクロスバイトに配列。ほとんどが22.5°の配列許容勾配を超えている難症例顎堤

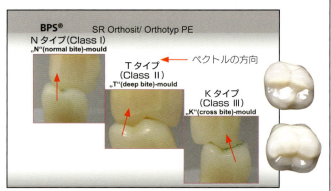

オーソシット PE クロスバイト K タイプは、顎堤の小さい上顎義歯を安定させるために下顎頬側内斜面の広い面で上顎頬側外斜面を口蓋側に押し付ける特徴的な人工歯である

図12　下顎臼歯部の配列。

## Class III の人工歯配列：上顎臼歯部の配列

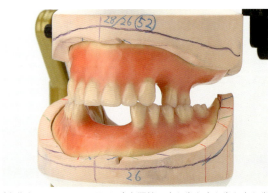

（変曲点：Inflection Point）上顎第二小臼歯を小臼歯と大臼歯にかけての交差咬合配列のきっかけとして切端咬合のように配列する

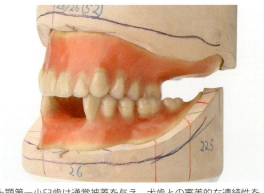

上顎第一小臼歯は通常被蓋を与え、犬歯との審美的な連続性を考慮して配列

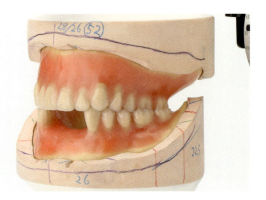

上顎第二大臼歯は反対咬合で配列。オーソシットは面接触となっており、側方運動・前方運動のガイド面があらかじめ付与されている。とくにクロスバイトとなる大臼歯は適切な位置に配列する

図13　上顎臼歯部の配列。顎堤全体が22.5°の配列許容勾配を超えている場合は、全人工歯を配列した後、歯科医師による義歯転覆試験で第二大臼歯が必要がどうかを判断してもらう。22.5°の理論はあくまで指標を示しているのであって原則ではない。22.5°を超えた分は調節彎曲を与えることによってある程度補正される。

## 顎機能障害をともなったClass IIIの義歯製作方法

### Class IIIの人工歯配列：下顎前歯部の配列

下顎前歯部の配列は、天然歯列ではClass IIIの場合反対咬合や切端咬合となるが、極力通常咬合と見えるように多少被蓋を付与して配列する。またClass I、IIと同様に口輪筋からの強い圧を想定して歯頸部を内側に傾けて配列する

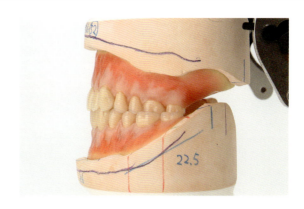

上下顎前歯のクリアランスは0mmで配列を行い、咬合器による咬合調整によって臼歯と同時滑走させることで、0.5mmのOver-jet、0.5〜1mmのOver-biteに調整する

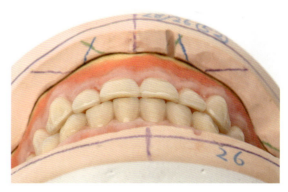

図14a　下顎前歯部の配列。咬合調整前では上下前歯は接触している。下顎前歯の配列位置を側方から見ると人工歯歯頸部が若干内側へ入っている。Class IIIの配列においてはとくに口輪筋からの強い圧を想定して配列すると同時に歯肉形成を行う。

中切歯切縁を切歯乳頭中央から9mmの位置に配列し、中切歯の唇面を下顎頰移行部に向けて配列する（図9）。ビボデント人工歯の下顎犬歯配列位置は、とくにClass IIIの場合臼歯部を交叉咬合とすることから上顎側切歯と犬歯の隅角へ嵌まり込むようにOver-jetを少なく配列を行う（図10）。

Class IIIの場合、テンプレートをレトロモラーパッド前縁1/3に向け、咬合平面がやや後ろ下がりの設定とする。オーソシット人工歯はテンプレートに人工歯咬頭頂を接触させテンプレートの彎曲に対して垂直となるように配列を行う。パウンドライン（レトロモラーパッド内縁と犬歯残遺を結んだ線）よりも内側へ配列位置が設定されないように気をつけながら、咬合が安定する場を探し、およそ顎堤の幅の中央へ配列する（図11）。

続いて、上顎第一大臼歯を下顎に対してクロスバイトに配列を行う（図12）。また、上顎第二小臼歯で交叉咬合のきっかけを作るように切端咬合にする。上顎第一小臼歯は通常被蓋を与え、犬歯との審美的な連続性を考慮して配列を行う。そして、上顎第二大臼歯は反対咬合で配列を行う（図13）。

次に下顎前歯を配列するが、犬歯間のスペースによって人工歯の大きさを選択

## Class Ⅲの人工歯配列の工夫

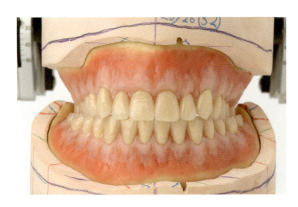

通常、クロスバイトとしても口腔内装着時には小臼歯までしか見えないため、審美的に違和感を感じることはない。

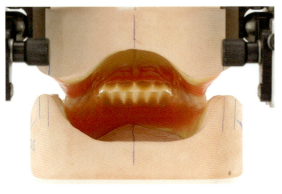

舌側面観。下顎にくらべて上顎の顎堤が小さくなるため大臼歯で反対咬合として下顎が上顎義歯を口蓋側に押さえつけて安定させることがわかる。第一大臼歯は審美性の確保と、側方運動時のガイドを与えるために通常被蓋を与え、第二小臼歯はクロスバイトのきっかけを作る人工歯として切端咬合に配列するが側方運動時のガイドに参加する位置に配列する必要がある

図14b　Class Ⅲの人工歯配列の工夫。

する（図14a）。また、Class Ⅲの人工歯配列の工夫を図14bに示す。

配列時には上下前歯は接触させている。下顎前歯の配列位置を側方から見ると人工歯歯頸部が若干内側へ入っている。Class Ⅰ、Class Ⅱと同じくClass Ⅲの配列においても口輪筋からの圧を受ける配列を行う。

## 8　Class Ⅲにおける人工歯咬合調整

第一小臼歯は通常咬合（正常被蓋）。それより後方で交叉咬合にするために上顎第二小臼歯で切端咬合に配列を行い、大臼歯で反対咬合とした。そのため、下顎の人工歯歯列はきれいなアーチフォームとなるが、上顎は第二小臼歯と第一大臼歯で段差が生じる。段差が大きすぎると食渣が溜まるなどの悪影響が出るため極力段差が少なくなるように調整を行った。

# 顎機能障害をともなった Class III の義歯製作方法

上顎第二小臼歯で交差咬合とするために切端咬合となるが、舌を噛むことのないように被蓋は確保する。小臼歯は通常咬合、大臼歯は反対咬合となるクロスバイトは小臼歯と大臼歯で大きな段差を生じる。オーソシット K タイプ人工歯は面接触の人工歯で、配列する位置が決まっているがクロスバイトのきっかけとなる上顎第二大臼歯を調整し切端咬合とすることで段差を少なくすることができる

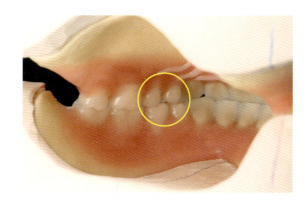

第一大臼歯で反対咬合とするために段差が生じるが、舌が接触することによる違和感やその部位への食渣の停滞を防ぐために第二小臼歯遠心を多少舌側へ、第一大臼歯近心を多少回転させることで段差を少なくした

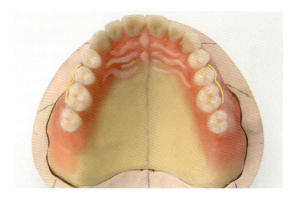

　側方運動の作業側では下顎小臼歯遠心斜面が上顎小臼歯近心斜面と滑走し、大臼歯は離開する。反対側の平衡側では下顎頬側内斜面が上顎頬側外斜面を滑走するセミバランスドオクルージョンとした（**図15**）。

　前方運動では前歯と上顎第一小臼歯遠心斜面と下顎第二小臼歯近心斜面、上顎第二小臼歯遠心斜面と下顎第一大臼歯近心斜面が同時滑走するようにした。結果、前歯部には Over-bite 1 mm、Over-jet 0.2mm のスペースが生まれた。

## Class IIIの人工歯配列：咬合調整

赤：咬合調整後（咬頭嵌合位）

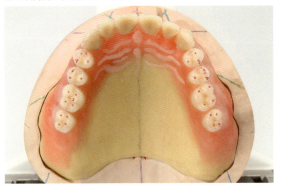
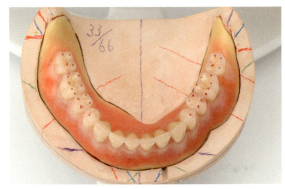

オーソシットは側方運動時・前方運動時のガイド面があらかじめ付与された人工歯であるが、面接触となるのは滑走時のみであり、咬頭嵌合位では点接触となる。Kタイプの場合、上顎顎堤が小さくなることから、かならず上顎小臼歯は舌側咬頭を接触させる。大臼歯は反対咬合となり、下顎大臼歯による咬合のベクトルを効果的に口蓋側に受けるために頬側咬頭をかならず接触させる

青：咬合調整後（側方運動時）（セミバランスドオクルージョン）

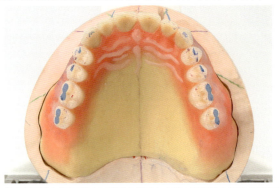
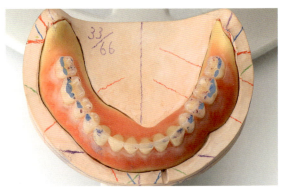

側方運動時には下顎小臼歯遠心斜面と上顎小臼歯近心斜面が滑走することで上顎を安定する遠心口蓋側へ押し付けることができる。犬歯は小臼歯と同時に滑走させるが、口腔内にて不安定となるようであれば削除してもらう。平衡側は下顎大臼歯頬側内斜面と上顎頬側外斜面にて滑走させる。すべての人工歯で滑走させるフルバランスドオクルージョンと違い、調整範囲の少ないセミバランスドオクルージョン[7]である

緑：咬合調整後（前方運動時）

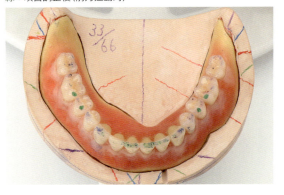

前方運動時には上顎第一大臼歯遠心斜面と下顎第二小臼歯遠心斜面、上顎第二小臼歯遠心斜面と、下顎第一大臼歯近心斜面を滑走させ、同時に前歯が滑走するように調整を行う。調整後、アンテリアクリアランスはOver-bite 1 mm、Over-jet 0.2mmとなった

図15　咬合調整。

# 顎機能障害をともなった Class Ⅲ の義歯製作方法

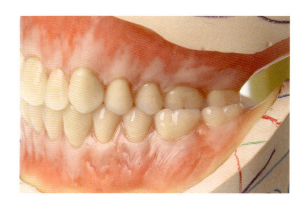

Class Ⅲ はチョッパータイプであるため、オーソシットのような咬合点が多い面接触の人工歯で会っても干渉は少ない

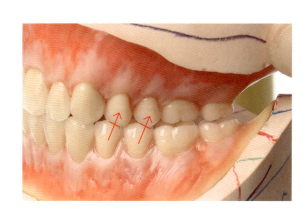

側方運動時、上下小臼歯のガイド面による滑走によって大臼歯は離開する。このとき、反対側の平衡側は小臼歯が離開し、大臼歯が滑走する

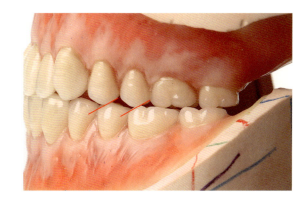

前方運動時、ポステリアガイダンスに対して、アンテリアガイダンスを付与するようにする。Class Ⅲ は咬合平面を後ろ下がりとしているため大臼歯での滑走はしないが、かならず上顎第二小臼歯と下顎第一大臼歯は滑走させる

## Class Ⅲの人工歯配列：人工歯配列位置の確認

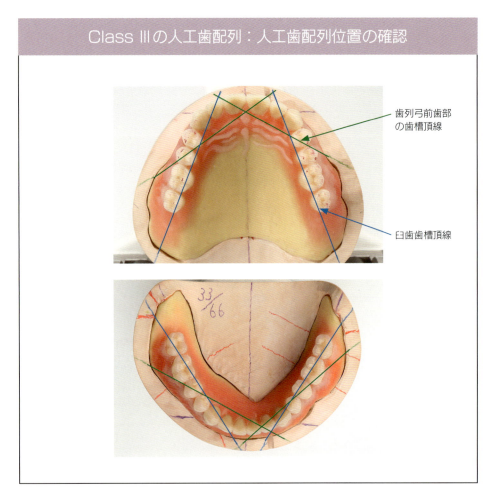

図16 上顎の臼歯配列位置は歯槽頂上に小臼歯の機能咬頭が位置しているが、大臼歯はクロスバイトであるために頬側が機能咬頭となることから歯槽頂上よりもやや頬側に位置している。調節彎曲とクロスバイトの面接触によって下顎大臼歯から受ける上顎大臼歯の力のベクトルは顎堤の内側方向にかかるために、義歯の動きは少ない。また、上顎前歯は歯槽頂よりも大きく前方に配列されることから、第一小臼歯が歯槽頂からズレて不安定になることがある。上下顎第一小臼歯が安定した位置に配列されていることを確認するためには、歯列弓前歯歯槽頂線と臼歯歯槽頂線の交点よりも外に配列されていないことが重要である。

## Class Ⅲの人工歯配列の完成

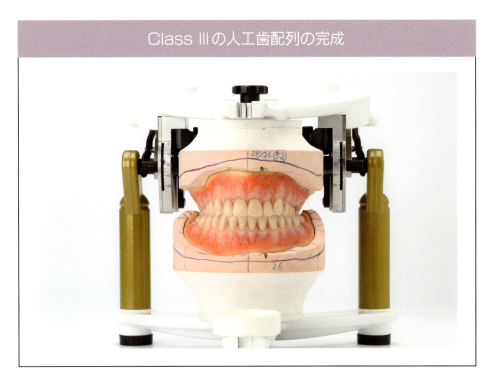

図17 Class Ⅲの人工歯配列の完成。

# 顎機能障害をともなった Class Ⅲ の義歯製作方法

## 9 Class Ⅲ のデンチャーカラーリング（Candulor）

　Class Ⅲ の場合、Class Ⅰ、Class Ⅱ と異なり下顎運動がチョッパータイプが多く、咬合平面の与えかたと人工歯の配列位置に十分な注意を払えば安定した咬合力を受けることができる（図16、17）。

　Class Ⅲ の本症例に対して行ったデンチャーカラーリングの手順を図18に示す。

### デンチャーカラーリングの手順①

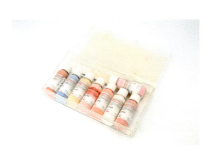
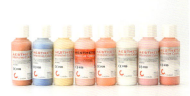
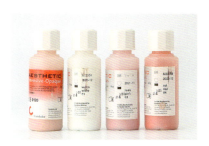
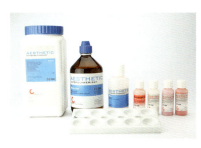

**Step 1**：本症例には、エステティックレジンポリマー #34、エステティックレジン モノマー、エステティックレジンポリマー #53、およびエステティックインテンシブカラーセットのインテンシブオペーク、ホワイト、ピンク、そしてレッドを使用する（いずれも Candulor、リンカイ）。また、レッドファイバー（ニッシン）も用意する。

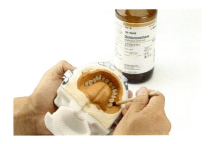
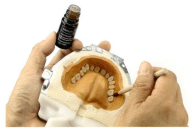

**Step 2**：埋没後、人工歯とカラーリングレジンとの接着のためにジクロロメタンを塗布し、人工歯面を溶解し粗面にする。その後、コンタクトプライマー（Kulzer，クルツァージャパン）にて接着効果を高める

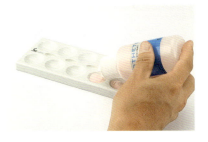
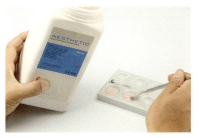

**Step 3**：本症例では4色にて歯肉部のカラーリングを行う。パレットに #53 を2ヵ所、#34 を2ヵ所取り出し、#34 にインテンシブオペーク、ホワイトをそれぞれ少量ずつ混ぜて2色準備する

図18a　デンチャーカラーリングの手順①。

# Part 7

## デンチャーカラーリングの手順②

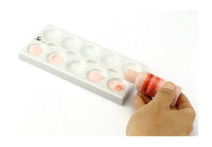
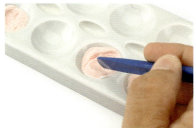
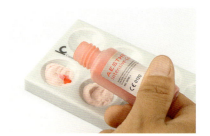

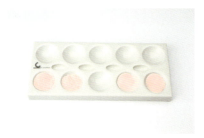

Step 4：#53の1つはそのまま使用するので、残った1つにピンクとレッドを少量ずつ混ぜる

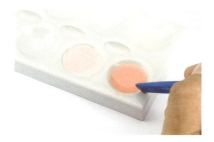
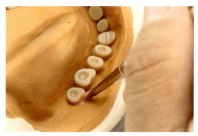

Step 5：付着歯肉部：#34＋インテンシブオペークのポリマーを、モノマーで気泡が入らないように混和し、人工歯に塗布したコンタクトプライマーが乾燥する前に2〜3mm程度の範囲で盛り上げる。この際に、歯間乳頭部と歯根部に向けては薄く盛り上げることで次のレジンとのグラデーションをしやすくするように注意する

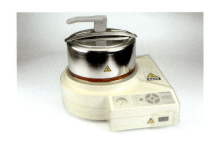
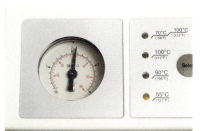

Step 6：パラマート エリート（Kulzer，クルツァージャパン）などの加圧釜を使用し、レジン内部の気泡除去と重合促進のために2気圧55℃で重合を行う

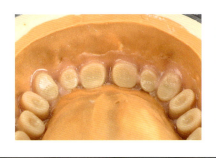
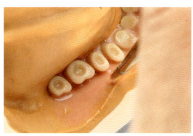

Step 7：重合後、次のレジンとの接着のためにコンタクトプライマーを塗布し、#53単色を表面全体に薄く盛り上げる

図18b　デンチャーカラーリングの手順②。

# 顎機能障害をともなった Class Ⅲ の義歯製作方法

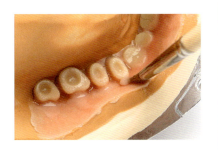

Step 8 : #53を表面に盛り上げることで、この後行う研磨時に盛り上げたカラーリングレジンが露出しないだけでなく、カラーリングレジンのグラデーションを出しやすくする効果がある

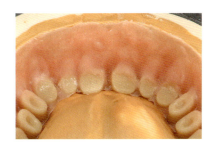

Step 9 : 歯根部へ #34＋ホワイトを中央が山なりになるように盛り上げ、グラデーションを出す

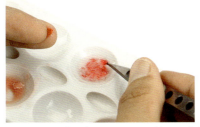 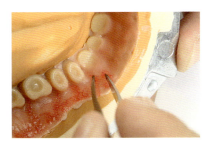 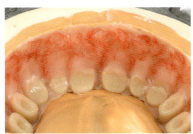

Step10：レジンプライマーにレッドファイバーを漬けて多少溶解し、その後コンタクトプライマーを塗布した後に血管に富んだ歯槽粘膜部にピンセットで配置する

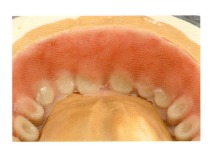 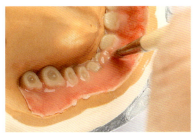

Step11：#53＋ピンク＋レッドを全体に薄く盛り上げ、最終的に2気圧、55℃で重合する。かならず、一つひとつの工程ごとに加圧釜で重合を行い、気泡の除去と確実な重合を行うこと。さもないと、着色の原因となるだけではなく、粗造なレジン表面によるプラークの停滞、ひいては誤嚥性肺炎の原因ともなりうる

Part 7

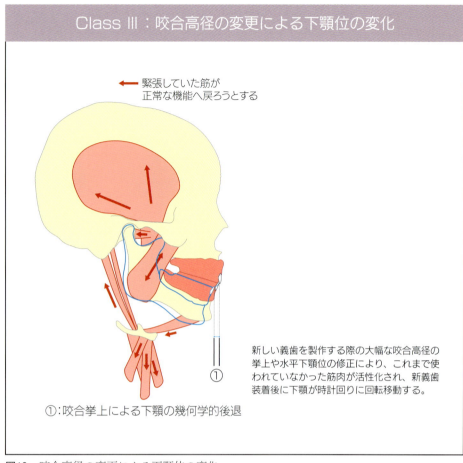

図19　咬合高径の変更による下顎位の変化。

## 10 リマウント調整（新義歯装着後に起こる筋のリハビリテーション）

　新義歯装着時に義歯が下顎顎堤に吸着していたにもかかわらず、数日後に義歯が浮き上がり痛みを訴えて来院するケースは、顎機能障害をともなった難症例においてしばしば見受けられる。

　この現象は、新しい義歯を製作する際の大幅な咬合高径の挙上や水平下顎位の修正により、これまで使われていなかった筋肉が活性化された結果、義歯装着後に下顎位が時計回りに回転移動することによって起こると考えられている（図19）。術後の下顎変位が義歯の咬合面で早期接触を作り、義歯が顎堤上で咬み合うたびにズレて封鎖が破壊されることは言うまでもない。

　また、開口すると浮き上がる義歯において、咬合紙を咬ませてわずかな早期接触部を見つけることは、至難の技といえる。したがって、このようなケースでは、再度咬合採得を行い、咬合器にリマウントして咬合調整を行うとよい（図20、21）。咬頭嵌合位、側方運動による両側性平衡咬合の調整、そして、前方運動による臼歯と前歯の同時滑走の調整をラボサイドで行う。

# 顎機能障害をともなった Class III の義歯製作方法

## Class III：予想された下顎位の術後変位

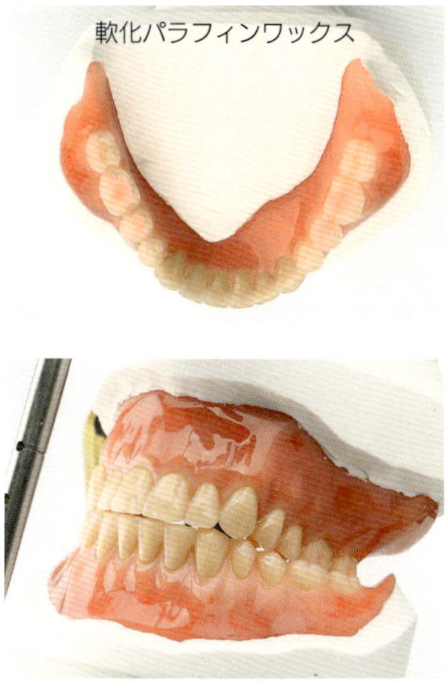

軟化パラフィンワックス

セット後、早期接触が認められたため、臼歯部咬合面にパラフィンワックスを軟化してバイトを採り、リマウントを行った。義歯装着後に下顎位が修正され、下顎自体が後方回転移動したと考えられる

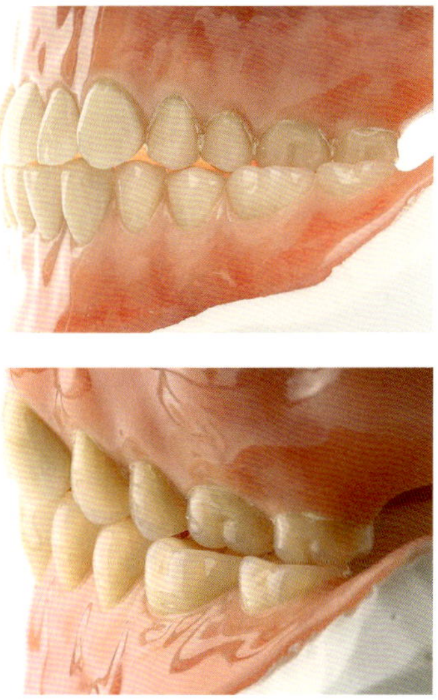

調整前
臼歯部の均等な咬合接触が失われ、上下人工歯が嵌合していない状態

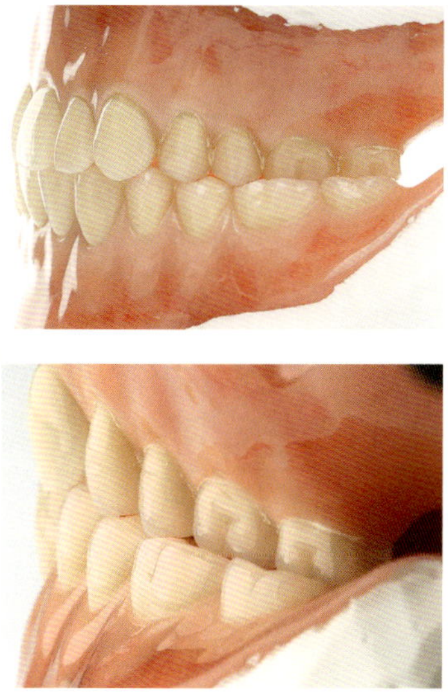

調整後
均等な咬合接触が得られ、人工歯が嵌合している状態

図20　下顎位の術後変化。

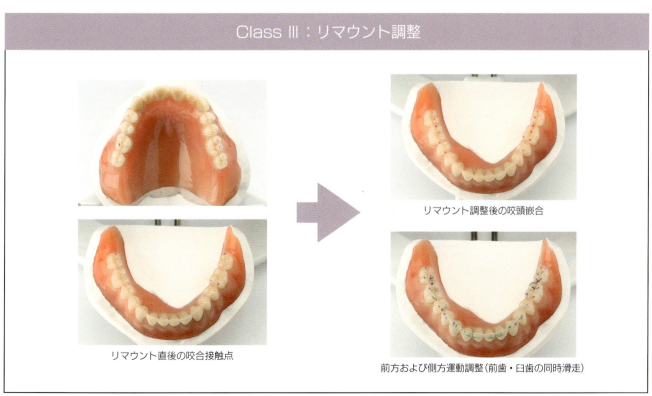

## Class III：リマウント調整

リマウント直後の咬合接触点

リマウント調整後の咬頭嵌合

前方および側方運動調整（前歯・臼歯の同時滑走）

図21　リマウント調整。

## Class Ⅲ：義歯の完成

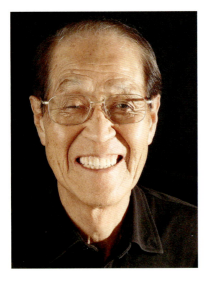

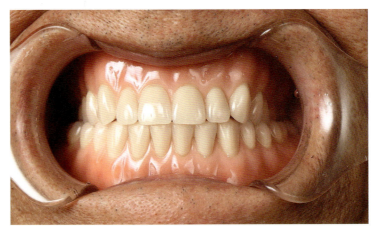

垂直被蓋を浅くすることで、機能時の前歯部の干渉を減少させることができる。また、水平被蓋はほとんど与えず、下顎前歯が上顎前歯に接触することで、義歯装着後の下顎変位を減少させる狙いがある

フラスコ内で行われたデンチャーカラーリング

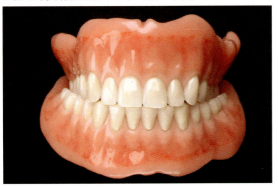

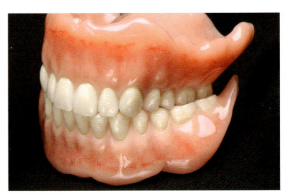

交叉咬合の臼歯部とClass Ⅲに合わせた研磨面形態

図22　義歯の完成。

## 11　まとめ

　この項ではClass Ⅲの特徴を紹介し、その義歯製作方法について述べた（図22）。このような上下顎難症例では、前述したClass ⅠやClass Ⅱ-2（Ⅱ級2類）、Class Ⅱ-1（Ⅱ級1類）とは異なり、さらなる診断力、技術力、そして、患者対応能力が問われるようになる。また、新しい義歯装着後の下顎位の変化は、このケースに特化したものではなく、新義歯製作のために大きな咬合高径や下顎位の変更を行ったケースでは、頻繁にみられる現象である[85]。難症例と簡単症例との違いは、わずかな下顎変位が義歯を浮き上がらせて痛みを作り、患者を失望させる点である。義歯治療が難しくなればなるほど、患者と術者のコミュニケーションが成功の鍵となる[86,87]。

# 終わりに

## CAD/CAMデンチャー製作の大まかな流れ

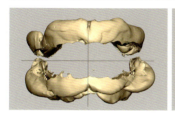 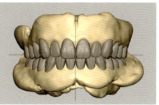 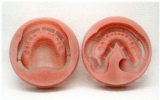 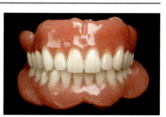

①印象体フルスキャニング　　②PC上での人工歯配列　　③レジンディスクからの削り出し　　④CAD/CAMデンチャーの完成

　長い間、製作工程に変化がなかった総義歯の世界にも、近年、技工作業の効率化が求められ、デジタル技工の開発が進んできた。そして、既に、世界で多くの歯科メーカーがCAD/CAMデンチャーを紹介し、受注発注もさかんになりつつある。

　デジタルによる総義歯製作の最大の利点は、印象体に注入する石膏の膨張による模型の変形、咬合器付着用石膏の膨張による咬合採得の狂い、そして加熱重合型レジンの重合収縮や、本模型の加熱による悪影響など、これまで問題となっていた多くのラボワークのエラーが改善されることである[88]。PC上での人工歯配列と研磨面形態の修正は約30～45分程度で完了し、スイッチを押して退席すれば機械がレジンを自動的に削ることから、相当な労働時間の短縮が可能となる点も産業的には魅力である。

　しかし、この新しいデジタル義歯の導入で変わるものはラボワークのみであって、印象採得や咬合採得などの臨床技術は何も変わらない。術者による下手な印象や咬合採得のエラーは、それとそっくりの不適合な義歯や咬み合わない義歯となって戻って来るのである。「自分の印象や咬合採得技術がそのままCAD/CAMで再現されることに自信のある歯科医師がどの程度いるのだろうか」と考えると、術者側の臨床技術をさらにレベルアップしなければ、このデジタル技術を十分には活かせないことは明らかである[89]。

　各国の歯科事情はさまざまであっても、臨床家としてつねに求めるものは"最高に優れた義歯"である。上下顎総義歯の吸着、BPSのようなシステマティックな義歯製作システム、そして、そこにデジタル技術が加われば、これまで以上に臨床技術が活かされた精度の高いCAD/CAM義歯が実現するにちがいない。

　そして、これを実現するためには、臨床分野における良い指導者とCAD/CAM技工を担当する優れたデジタル歯科技工士の育成が必須である。

　私たちは、患者を幸せに導くために、さらなる努力を続けなければならないだろう。

2017年秋　阿部二郎　記

# 参考文献

## Part 1

1. 阿部二郎，小久保京子，佐藤幸司．4-Step で完成 下顎吸着義歯と BPS パーフェクトマニュアル．東京：クインテッセンス出版，2011.
2. 湯田亜希子．私の臨床：訪問歯科診療時の義歯作製における「にらめっこ機能印象」—135例の総義歯症例を通して得られたもの—．日本歯科評論 2012；72(11)：125-133.
3. 湯田亜希子，小林貞和．訪問歯科診療における義歯のリスク管理：ハイリスクな環境で義歯を安全に使用するために．日本歯科評論 2013：73(11)：105-112.
4. 遠藤義樹．OSAHS への新アプローチ 欠損歯列を有する閉塞型睡眠時無呼吸症候群患者への口腔内装置の応用．the Quintessence 2012；31(12)：96-109.
5. 遠藤義樹．下顎総義歯印象のパラダイムシフト（前）．QDT 2016；41(6)：16-38.
6. 遠藤義樹．下顎総義歯印象のパラダイムシフト（後）．QDT 2016；41(7)：14-31.
7. Schaffner T. Hand book of complete denture prosthetics. Liechtenstein：Ivoclar Vivadent, 1994.
8. Fieldler K. BPS-Totalprothetik mit System zum Ziel. München：Neuer Merkur, 2003.
9. Frick H，阿部二郎．世界で認められているコンプリートデンチャー製作システム BPS—日本の総義歯臨床との違いを知る—．歯界展望 2006；108(6)：1101-1128.
10. 阿部二郎，佐藤幸司，小久保京子．下顎総義歯の吸着を達成するために．QDT 2008；33(1-8)：13-42, 48-57, 56-63, 44-55, 52-61, 36-46, 48-59, 50-62.
11. Boucher C, Hickey JC, Zarb GA. Prosthodontic treatment for edentulous patients. St. Louis：CV Mosby, 1970.
12. 松田謙一，前田芳信．全部床義歯臨床のビブリオグラフィー 第4回 最終印象採得について（総論編）．歯科技工 2015；43(4)：458-465.
13. 松田謙一，前田芳信．全部床義歯臨床のビブリオグラフィー 第5回 最終印象採得について（各論編）．歯科技工 2015；43(5)：570-579.
14. 阿部二郎，糟澤真壱．下顎従来型の概形印象法と下顎総義歯の吸着を目的とした概形印象法の違い．補綴臨床 2010；43(5)：510-524.
15. 佐藤勝史. What is Suction Denture?. 東京：デンタルダイヤモンド，2014.
16. 阿部二郎．誰にでもできる下顎総義歯の吸着．東京：ヒョーロン・パブリッシャーズ，2004.
17. 阿部二郎．月刊 阿部二郎 〜下顎総義歯・吸着までの道のり〜．東京：デンタルダイヤモンド，2007.

## Part 2

18. 阿部二郎．知れば納得！！ 総義歯治療のコツと勘どころ 1．下顎総義歯の吸着の診断．デンタルダイヤモンド 2016；41(7)：102-107.
19. 阿部二郎．総義歯で最も大事なことは何か？ まとめ．日本歯科評論 2016；75(12)：66-69.
20. 伊井博樹．下顎総義歯の吸着の阻害因子に関する後ろ向き研究．顎咬合誌 2016；36(3)：184-191.
21. 伊井博樹，阿部二郎．下顎総義歯が吸着しないのはどんな時？ —吸着の阻害因子に関する調査から—．日本歯科評論 2017；77(5)：91-99.
22. 本多孝史．知れば納得！！ 総義歯治療の勘どころ 吸着下顎総義歯の床縁形態 舌下ヒダ部の封鎖．デンタルダイヤモンド 2016；41(12)：88-93.
23. 佐藤勝史．特集 総義歯治療で最も大事なことは何か？「舌のポジション」が最も大事！．日本歯科評論 2015；75(12)：55-60.
24. Wright CR, Swartz WH, Godwin WC. Mandibular denture stability. Ann Arbor：Overbeck, 1961.
25. Wright CR et al. A study of the tongue and its relation to denture stability. J Am Dent Assoc 1949；39(3)：269-275.
26. 上條雍彦．口腔解剖学 第5巻 内臓学（臨床編）（第5版）．東京：アナトーム社，1969：1491-1492.
27. 市川正人．義歯床・離脱牽引力測定実験から得られた下顎総義歯の床外形線設定位置に関する報告 第1報：義歯床によるレトロモラーパッド部被覆量の違いにおける維持力の検討．顎咬合誌 2012；32(1,2 合併号)：57-64.
28. 市川正人．下顎総義歯の吸着を求めたレトロモラーパッド周囲の床縁設定．補綴臨床 2012；45(5)：550-559.
29. 市川正人．特集 総義歯治療で最も大事なことは何か？「レトロモラーパッド」が最も大事！．日本歯科評論 2015；75(12)：29-35.
30. 市川正人．知れば納得！！ 総義歯治療のコツと勘どころ 吸着下顎総義歯の床縁形態 レトロモラーパッド．デンタルダイヤモンド 2016；41(9)：86-93.
31. 阿部二郎．無歯顎の臨床 解剖学的人工歯とフラットテーブルの下顎位修正機序の違い．顎咬合誌 1999；20(1)：62-70.
32. 阿部二郎．臨床で求める無歯顎者の下顎位 Ⅲ・完 治療義歯の活用とその臨床．日本歯科評論 2001；61(5)：109-116.

## Part 3

33. Fenlon MR, Sherriff M. An investigation of factors influencing patients' satisfaction with new complete dentures using structural equation modelling. J Dent 2008；36(6)：427-434.
34. Alfadda SA. The relationship between various parameters of complete denture quality and patients'satisfaction. J Am Dent Assoc 2014；145(9)：941-948.
35. 松丸悠一．なぜ、ひとりの患者に対して多様なアプローチから製作された複数の総義歯が受け入れられるのか？ —臨床研究からの考察—．(In.)阿部二郎（監著）．QDT Art & Practice 別冊 阿部二郎と5人のスーパー歯科技工士が同一難症例で示す ひとつではない、噛める総義歯の姿．東京：クインテッセンス出版，2013：112-123.
36. 齋藤善広．特集 総義歯治療で最も大事なことは何か？「咬合」が最も大事！．日本歯科評論 2015；75(12)：36-41.
37. 松丸悠一．特集 総義歯治療で最も大事なことは何か？ "患者に受け入れられる総義歯"を文献から考察する．日本歯科評論 2015；75(12)：61-65.
38. Matsuda K, Kurushima Y, Maeda Y, Enoki K, Mihara Y, Ikebe K. Crossover trial for comparing the biofunctional prosthetic system with conventional procedures. Eur J Prosthodont 2015；3(3)：64-70.
39. 松丸悠一．総義歯印象が上手くなる知識と臨床のポイント 閉口印象法の臨床ポイント．歯界展望 2016；128(6)：1137-1143.
40. 阿部二郎，小久保京子．前歯部クリアランス量と総義歯装着後の移動．補綴臨床 2009；42(5)：552-563.
41. 吉富信幸．咀嚼時における全部床義歯前歯部咬合接触が下顎運動に及ぼす影響．口病誌 1997；64(3)：436-453.

## Part 4

42. 阿部二郎．新しいスナップ印象用「Frame Cut Back トレー」の使い方 —下顎義歯の吸着を達成するための第1ステップ—．Dental Magazine 2010；133：38-41.
43. 阿部二郎．臨床理工講座 無歯下顎印象用トレー Frame Cut Back トレー．日本歯科評論 2010；70(10)：69-74.
44. 阿部二郎．下顎従来型の概形印象法と下顎総義歯の吸着を目的とした概形印象法の違い Frame Cut Back トレー印象システムのすすめ．補綴臨床 2010；43(5)：510-524.
45. 相澤正之．下顎総義歯吸着のための咬合採得 セントリックトレーを用いた簡易咬合採得法．デンタルダイヤモンド 2016；41(15)：108-115.
46. 大森明彦，上條雍彦，若月英三ほか．X線テレビ映画によるチューイングサイクルに関する研究．歯科学報 1975；75：87.
47. 高野一夫．X線テレビ映画法による咀嚼運動時の頰粘膜の変化について．歯科学報 1979；79：1361-1453.
48. 大森明彦．X線テレビ映画法による頰粘膜の運動変化について．歯科学報 1979；79：1757-1813.
49. 阿部二郎．下顎全部床義歯の吸着を達成する臨床義歯製作 —レトロモラーパッド部周囲における後縁封鎖の向上—．日補綴会誌 2011；3(3)：220-230.

50. 山崎史晃．下顎遊離端欠損部分床義歯の床外形に関する実態調査．顎咬合誌 2013；33（3）：195-201．
51. 野澤康二．総義歯製作工程および解剖学的ランドマークについての歯科技工士調査．顎咬合誌 2013；33（1・2）：23-30．
52. 染谷成一郎．下顎第二大臼歯遠心部およびレトロモラーパッド前縁部付近に見られるスジの報告．顎咬合誌 2018；28（1・2）：14-20．
53. 三宅宏之．知れば納得！！ 総義歯治療のコツと勘どころ 吸着下顎総義歯の床縁形態（3）"染谷のスジ"と"後顎舌骨筋窩"．デンタルダイヤモンド 2016；41(11)：90-96．
54. 阿部二郎，齋藤善広，大野健夫，小久保京子．術者のミスを少なくする咬合床＆吸着する印象用各個トレー．東京：ジーシー，2007．
55. 岩城謙二．BPSによる総義歯製作術式を再考する（1～4）．ZERO 2015,2016；14（2,3,4），15（1）：32-43, 24-32, 48-58, 58-71．
56. 相澤正之，岩城謙二．下顎義歯の吸着を可能にする総義歯臨床の実際 ―生体に調和する義歯の「あるべき形態」を具現化する製作システムについて．補綴臨床 2015；48（6）：626-638．
57. 須藤哲也．JDA指導歯科技工士4名による 吸着して機能する総義歯製作を極める技工ステップ ―患者満足を得るために必要な基本的知識と技術 第1回 吸着を成功させる個人トレーの製作．歯科技工 2016；44（9）：1083-1094．
58. 阿部二郎．欠損はいかに埋められるべきか Ⅰ．欠損放置に対する口腔粘膜のアダプテーション．日本歯科評論 2002；62（8）：129-142．
59. 糠澤真壱．従来型印象法から下顎総義歯の吸着印象に変化した私の臨床．補綴臨床 2010；43（5）：525-535．
60. Watt DM, MacGregor AR. Designing Complete Dentures. Philadelphia：WB Saunders, 1976.
61. Pound E. Conditioning of denture patients. J Am Dent Assoc 1962；64：461-468.
62. 須藤哲也．明確な基準を根拠として行う的確で効率的な人工歯排列の実践―「レーザーマーカースタンド」の考案と多彩な活用法について 第7回 インプラントオーバーデンチャーの予後を見据えた義歯づくり．歯科技工 2015；43（4）：474-485．
63. 森永純．JDA指導歯科技工士4名による 吸着して機能する総義歯製作を極める技工ステップ ―患者満足を得るために必要な基本的知識と技術 第5回 吸着をサポートする研磨面形態．歯科技工 2017；45（2）：255-265．
64. 阿部二郎，小久保京子．デンチャー・ア・ラ・カルト．東京：ジーシー，2008．

## Part 5
65. 染谷成一郎，佐藤勝史．臨床対談／上顎フラビーガムの対応．（In.）村岡秀明，渡辺宣孝，榎本一彦（編）．総義歯という山の登り方 臨床のベスト・ルートを求めて．東京：医歯薬出版，2009：179-195．
66. 阿部二郎．阿部二郎の 総義歯難症例 誰もが知りたい臨床の真実．東京：医歯薬出版，2013．
67. Kelly E. Changes caused by a mandibular removable partial denture opposing a maxillary complete denture. J Prosthet Dent 1972；27（2）：140-150.
68. 野澤康二．総義歯製作工程および解剖学的ランドマークについての歯科技工士調査．顎咬合誌 2013；33（1・2）：23-30．
69. 岩城謙二．JDA指導歯科技工士4名による 吸着して機能する総義歯製作を極める技工ステップ ―患者満足を得るために必要な基本的知識と技術 第6回（最終回）口腔内調整が少なく，吸着を向上させる咬合調整法．歯科技工 2017；45（3）：392-398．
70. 須藤哲也．JDA指導歯科技工士4名による 吸着して機能する総義歯製作を極める技工ステップ ―患者満足を得るために必要な基本的知識と技術 第2回 吸着を可能にする閉口機能印象と下顎位の採得 ―蝋堤付き個人トレーとBPSナソメーター．歯科技工 2016；44(10)：1236-1245．
71. 齋藤善広．総義歯咬合採得におけるゴシックアーチとタッピングポイント記録についての分析 ―描記図の定量的評価とゴシックアーチスコアによる形態学的評価との関連について―．顎咬合誌 2009；29（4）：252-265．
72. 齋藤善広．下顎総義歯吸着のための咬合採得 ②ゴシックアーチ（GoA）．デンタルダイヤモンド 2016；41(16)：98-105．
73. 八重樫裕成，遠藤義樹，児玉厚三，虫本英子，田中久敏．咀嚼筋のDeprogrammingに及ぼす歯根膜感覚の影響．顎口腔機能学会第8回学術大会(抄) 1995, 14-15．
74. Wise MD. Occlusion and restorative dentistry for the general practitioner. Part 2 - Examination of the occlusion and fabrication of study casts. Br Dent J 1982；152（5）：160-165.
75. Downs DH. An investigation into condylar position with gauge and bimanual manipulation. J Gnathology 1988；7（1）：75-81.
76. 溝上隆男，桜井薫．咬合採得におけるTapping-Pointの活用．ザ．デンタル；1（3）：243-250．
77. 溝上隆男，名波智章，桜井薫，尾松素樹．ゴシック・アーチ描記法にタッピング・ポイントを活用した咬合採得．歯界展望 1988；71：826．
78. 桜井唯次，深水皓三，堤嵩詞，中尾勝彦．桜井式"無痛デンチャー"を学ぶ．補綴臨床 1990；23（6）：593-628．
79. 大野淳一，加藤武彦，堤嵩詞（編）．歯科技工別冊 目で見るコンプリートデンチャー 模型から口腔内をよむ．東京：医歯薬出版，1994：88-101．
80. 遠藤義樹．総義歯患者に用いる水平的下顎位記録法の検討 Active法とPassive法の比較．補綴誌 1996；40・95回特別号：184．
81. 馬場暎一．Gothic arch apexとterminal hinge positionに関する臨床実験的研究．歯学 1973；61（2）：434-447．
82. Matsumaru Y. Influence of mandibular residual ridge resorption on objective masticatory measures of lingualized and fully bilateral balanced denture articulation. J Prosthodont Res 2010；54（3）：112-118.

## Part 6
83. 齋藤善広：義歯は動いて機能する ―その動きを小さくするために―その義歯製作の実際―．the Quintessence 2010；29（6）：141-148．

## Part 7
84. 小田垣享．JDA指導歯科技工士4名による 吸着して機能する総義歯製作を極める技工ステップ ―患者満足を得るために必要な基本的知識と技術 第4回 Angle Ⅰ級，Ⅱ級，Ⅲ級の臨床例における人工歯排列の違い．歯科技工 2017；45（1）：116-129．
85. 阿部二郎．装着時の調整．（In.）村岡秀明（編）．デンタルダイヤモンド増刊号 無歯顎臨床 ―技をぬすむ― 誌上テーブルクリニック．東京：デンタルダイヤモンド，1998：115-126．
86. Palla S. Occlusal considerations in complete dentures. (In.) McNeill C(Ed.). Science and practice of occlusion. Chicago：Quintessence Publishing 1997, 457-467.
87. Carlsson GE, Omar R. The future of complete dentures in oral rehabilitation. A critical review. J Oral Rehabil 2010；37（2）：143-156.

## 終わりに
88. 折居雄介，阿部二郎，佐々木啓一．適合を追求し，人間の感性を活かしたCAD/CAMによる総義歯製作について．日本歯科評論 2015；75（3）：91-98．
89. 阿部二郎．CAD/CAMデンチャーの導入で変わるもの、残るべきもの―デジタルデンチャーと無歯顎義歯治療の現在―．（In.）阿部二郎，天川由美子，天野敦雄，石川知弘，石谷徳人，伊藤中，牛窪敏博，浦野智，岡賢二，小濱忠一，神戸良，木原敏裕，窪田努，古賀剛人，小宮山彌太郎，杉山精一，田中正大，土屋和子，二階堂雅彦，林美穂，日髙豊彦，細見洋泰，堀内克彦，水上哲也，三橋晃，宮崎真至，脇宗弘，渡邉浩章．31TOPICSで先取りする 歯科臨床の羅針盤 2017．東京：インターアクション，2017：128-133．

# 使用材料一覧

（主な登場ページ）

### Part 1
| | | | |
|---|---|---|---|
| 下顎概形印象採得用トレー | フレームカットバックトレー | YDM，モリタ | 11 |

### Part 4
| | | | |
|---|---|---|---|
| アルジネート印象材＆トレー | アキュデント XD 印象システム | Ivoclar Vivadent | 34 |
| 下顎概形印象採得用トレー | フレームカットバックトレー | YDM，モリタ | 35 |
| 簡易咬合採得用トレー | セントリックトレー | Ivoclar Vivadent | 36 |
| 半調節性咬合器 | ストラトス200 | Ivoclar Vivadent | 38 |
| モデルトランスファー用ジグ | ホリゾンタルガイド | Ivoclar Vivadent | 38 |
| ゴシックアーチ描記装置 | ナソメーターM | Ivoclar Vivadent | 42 |
| 歯槽堤形態印記装置 | プロフィールコンパス | Candulor，リンカイ | 53 |
| 人工歯配列用テンプレート | 2D テンプレート | Ivoclar Vivadent | 56 |
| 人工歯配列用テンプレート | 3D テンプレート | Ivoclar Vivadent | 56 |
| フェイスボウ | UTS3D ユニバーサルトランスファーボウ | Ivoclar Vivadent | 56 |
| 人工歯 | SR-Phonares | Ivoclar Vivadent | 61 |
| 硬質レジン | SR Nexco | Ivoclar Vivadent | 62 |
| カーバイドバー | #8 | Emesco | 62 |
| カーバイドバー | HP699 | Emesco | 62、67 |
| カーバイドバー | 松風フィッシャーカーバ HP | 松風 | 63 |
| プライマー | コンタクトプライマー | Kulzer，クルツァージャパン | 63 |
| プライマー | シグナムコネクター | Kulzer，クルツァージャパン | 63 |
| 光重合器 | Evolution Max | Dreve，リンカイ | 63 |
| 未重合層除去用スポンジ | ディスポーザブルスポンジ | Ivoclar Vivadent | 65 |
| 真空光重合器 | Visio Beta Vario | スリーエムジャパン | 67 |
| カーバイドバー | HM77MF 023HP | Meisinger，ジーシー | 67 |

### Part 5
| | | | |
|---|---|---|---|
| 下顎概形印象採得用トレー | フレームカットバックトレー | YDM，モリタ | 80、81、82 |
| アルジネート印象材 | Accu Gel | Ivoclar Vivadent | 86 |
| モデルトランスファー用ジグ | ホリゾンタルガイド | Ivoclar Vivadent | 91 |
| ゴシックアーチ描記装置 | ナソメーターM | Ivoclar Vivadent | 124、125 |
| 咬合平面板 | Y.N. 式咬合平面板 | センジョー，モリタ | 102 |
| フィットチェッカー | ジーシーフィットチェッカー | ジーシー | 105 |
| フェイスボウ | UTS3D ユニバーサルトランスファーボウ | Ivoclar Vivadent | 128 |
| 半調節性咬合器 | ストラトス200 | Ivoclar Vivadent | 128 |
| 人工歯配列用テンプレート | 3D テンプレート | Ivoclar Vivadent | 128、135 |
| 上唇長さ測定用メジャー | パピラメーター | Candulor，リンカイ | 131 |
| レジン重合システム | イボベースシステム | Ivoclar Vivadent | 140 |
| 高温高圧加圧重合釜 | ポリマックス5 | Dreve，リンカイ | 72 |

### Part 6
| | | | |
|---|---|---|---|
| 人工歯 | SR オーソシット PE T- タイプ | Ivoclar Vivadent | 153、158 |

### Part 7
| | | | |
|---|---|---|---|
| 簡易咬合採得用トレー | セントリックトレー | Ivoclar Vivadent | 162、164 |
| 人工歯 | SR オーソシット PE K- タイプ | Ivoclar Vivadent | 169、170 |
| デンチャーカラーリング用材料 | エステティックレジン | Candulor，リンカイ | 177 |
| デンチャーカラーリング用材料 | レッドファイバー | ニッシン | 177 |
| 有機溶剤 | ジクロロメタン（塩化メチレン） | 和光純薬工業ほか各社 | 177 |
| プライマー | コンタクトプライマー | Kulzer，クルツァージャパン | 177 |
| 加圧定温重合器 | パラマートエリート | Kulzer，クルツァージャパン | 178 |

※本文中、とくに注記のない場合、シリコーンパテおよび印象材はヴァーチャル（Virtual、Ivoclar Vivadent）を用いた。
※レーザーマーカースタンド（51、53、59ページほか）は非売品である。開発の経緯については 堤嵩詞．シリーズ連載 明確な基準を根拠として行う的確で効率的な人工歯配列の実践 ―「レーザーマーカースタンド」の考案と多彩な利用法について 第1回 総論編：レーザーマーカースタンド開発の経緯．歯科技工 2014；42(10)：1116-1131．を参照されたい。

# *4 STEP* で完成
# 下顎吸着義歯とBPSパーフェクトマニュアル

阿部二郎、小久保京子、佐藤幸司　著

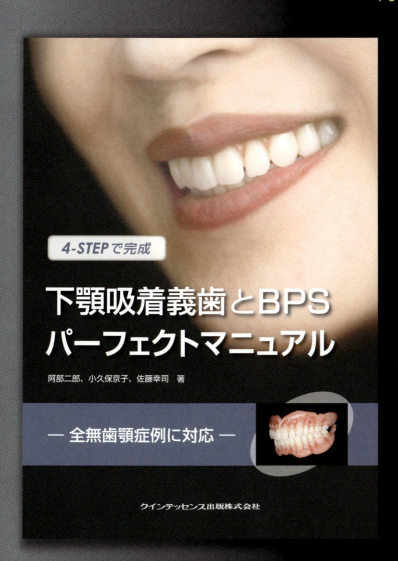

- ■ 総義歯臨床－今求められているのは、誰もが学べ結果をだせる義歯のノウハウ
- ■ 総義歯製作システムBPSをベースに、筆者の「吸着メカニズム理論」が見事に融合
- ■ 難症例、審美、IODとすべての無歯顎症例のニーズにオールマイティに対応可能！！
- ■ ここに、誰でもできる義歯製作のノウハウが誕生！！

## CONTENTS

| | |
|---|---|
| 第1章 | BPSとは |
| 第2章 | ベーシックBPS義歯の製作過程(Step1～Step4) |
| 第3章 | 下顎総義歯の吸着とBPSの融合 |
| 第4章 | 吸着メカニズムを理解しよう |
| 第5章 | Step1：診査から概形印象、一次咬合採得まで |
| 第6章 | Step2：上下顎精密印象から人工歯排列まで |
| 第7章 | Step3：ワックスデンチャー試適から仕上げまで |
| 第8章 | Step4：完成義歯の装着とデリバリー |
| 第9章 | 下顎難症例におけるBPSの臨床 |
| 第10章 | 上顎難症例におけるBPSの臨床 |
| 第11章 | 患者が輝くBPSの審美症例 |

QUINTESSENCE PUBLISHING 日本　●サイズ：A4判　●292ページ　●定価　本体13,000円（税別）

クインテッセンス出版株式会社
〒113-0033　東京都文京区本郷3丁目2番6号　クイントハウスビル
TEL. 03-5842-2272（営業）　FAX. 03-5800-7592　http://www.quint-j.co.jp/　e-mail mb@quint-j.co.jp

クインテッセンス出版の書籍・雑誌は、歯学書専用
通販サイト『歯学書.COM』にてご購入いただけます。

**PCからのアクセスは…**

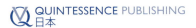

**携帯電話からのアクセスは…**
QRコードからモバイルサイトへ

QUINTESSENCE PUBLISHING 日本

下顎総義歯吸着テクニック ザ・プロフェッショナル
Class Ⅰ／Ⅱ／Ⅲの臨床と技工、そしてエステティック

2017年11月10日　第1版第1刷発行

監　著　阿部二郎（あべじろう）

著　者　岩城謙二（いわきけんじ）／須藤哲也（すどうてつや）／小久保京子（こくぼきょうこ）

発行人　北峯康充

発行所　クインテッセンス出版株式会社
　　　　東京都文京区本郷3丁目2番6号　〒113-0033
　　　　クイントハウスビル　電話(03)5842-2270(代表)
　　　　　　　　　　　　　　　　(03)5842-2272(営業部)
　　　　　　　　　　　　　　　　(03)5842-2277(QDT編集部)
　　　　web page address　http://www.quint-j.co.jp/

印刷・製本　サン美術印刷株式会社

Ⓒ2017　クインテッセンス出版株式会社　　　禁無断転載・複写
Printed in Japan　　　　　　　　　　　　落丁本・乱丁本はお取り替えします
ISBN978-4-7812-0587-8　C3047　　　　　　定価はカバーに表示してあります